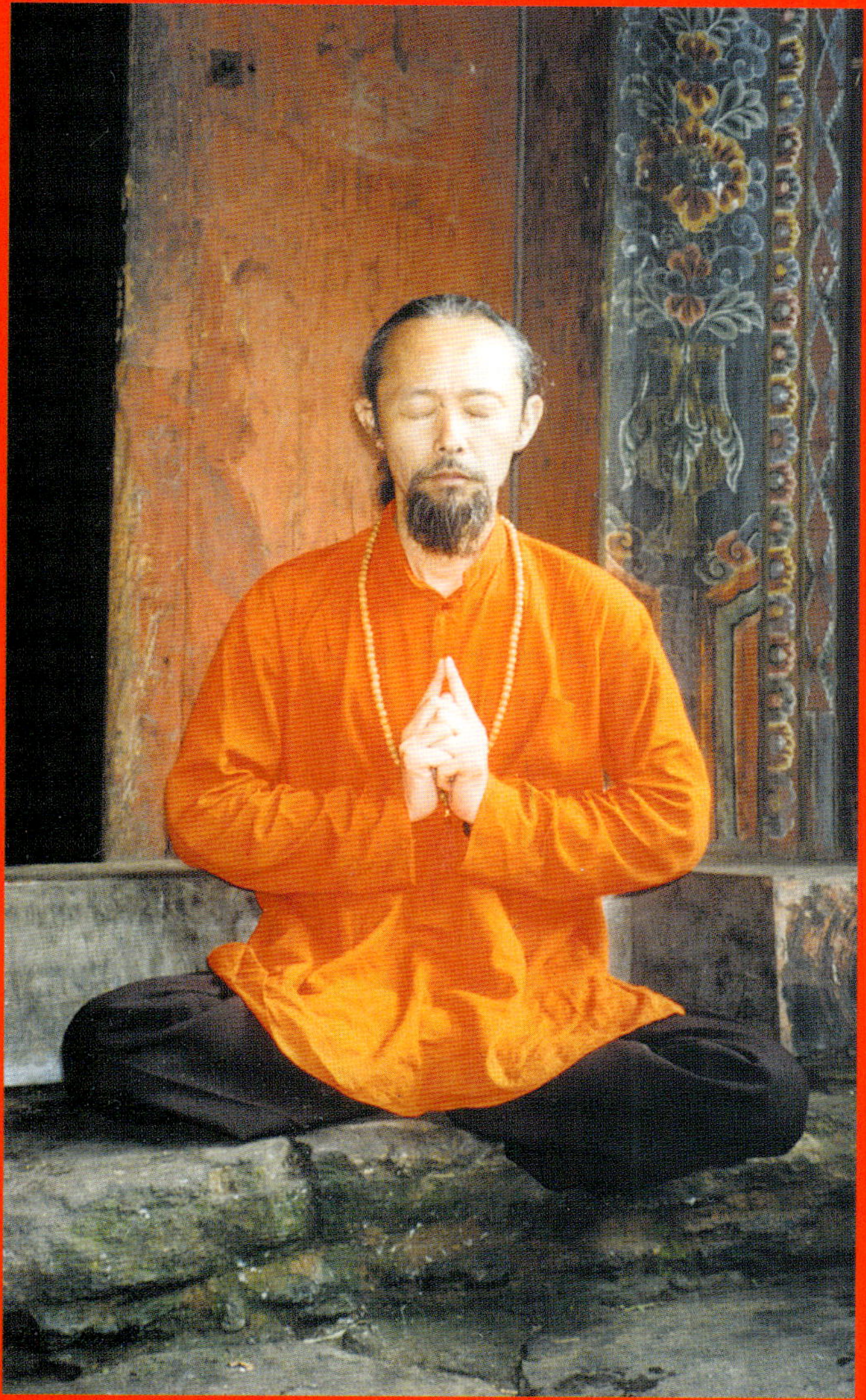

パドマ・サンバヴァ導師との対話（タクツァン僧院にて）

クンダリニーエネルギーの上昇経路

第７輪
サハスラーラ・チャクラ
（頭頂部）

▲

ルドラ結節

▲

第６輪
アージュニャー・チャクラ
（眉間部）

▲

第５輪
ヴィシュッダ・チャクラ
（咽頭部）

▲

ヴィシュヌ結節

▲

第４輪
アナーハタ・チャクラ
（心臓部）

▲

第３輪
マニプーラ・チャクラ
（臍部）

▲

第２輪
スヴァディシュターナ・チャクラ
（仙骨叢部）

▲

ブラフマ結節

▲

第１輪
ムーラーダーラ・チャクラ
（脊椎最下部）

KUNDALINI YOGA

超常的能力ヨーガ実践書の決定版

クンダリニーヨーガ

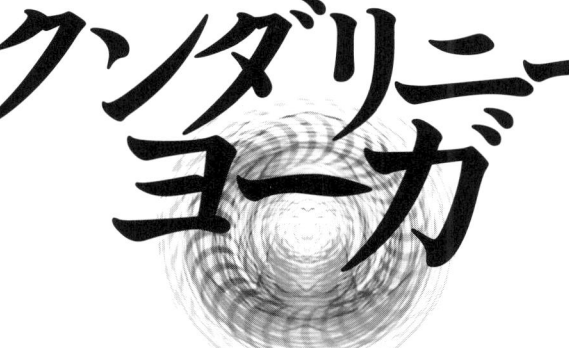

成瀬雅春

BABジャパン

クンダリニー・ヨーガ／目次

◎第5輪〈神話の実践〉――181

目次

◎第6輪〈究極の行法〉

本文イラスト　鼓 実佳
本文写真　膳 英之助
ブックデザイン　中野 岳人

◎序輪　〈天界のクンダリニー——ブータン瞑想の旅〉

◎タクツァン僧院へ向かう

登山口から歩くか馬に乗って、約2時間でタクツァン僧院を望む展望台に着く。海抜2500メートルから上の登り坂は結構きつい。後半は一歩いっぽの足取りが重くなる。そうすると、空気の薄さがなおさら感じられ、呼吸が乱れる。呼吸をととのえ、あえぎながら展望台にたどり着く。

展望台から望むパノラマは、それまでの疲れを一瞬忘れてしまうほどの絶景である。特に、500メートルの断崖にひっかかるように建てられた古刹《こさつ》タクツァン僧院は、写真で見ていたのとは比べものにならない迫力で存在していた。

呆然と見とれてしまい、現実感が失われて、まさに夢幻の世界に引きずり込まれたかのような意識になる。しばし天空の世界に身をゆだね、思いおもいに時を過ごした。確かに感動はしているのだが、それを言葉にする気が起きない。

展望台で昼食となっても、わたしを含め5人が食事を摂らなかった。「食事を摂る」という現実的な行為が、この天空の世界と結びつかなかったし、空腹感もなかったのだ。海抜2500メートルから3000メートルまで2時間かけて登ってきたのだから、本来なら空腹になっているはずだ。明らかに通常の状態ではない。

この段階で、すでに虚空の聖域「タクツァン僧院」の波動が、われわれの肉体内に染み込んできているという手ごたえが感じられた。展望台で休憩している間も、ただ休んでいるだけで瞑想時と同じ感触の至福感に包まれる。

展望台から先、タクツァン僧院前までは特別の許可がなければ行けないと聞いていたが、ガイド氏に聞いてみたところ、今日は大丈夫だという。少なくとも、タクツァン僧院の入り口までは行けるらしいので期待がふくらんだ。

展望台に登るまではほとんど雨が降らなかったが、昼食中は雨がかなり降りだしていた。展望台までの道程も雨だと滑るので危険だが、この先のタクツァン僧院までの道程はさらに危険だという。

それでも、多少険しい道程でもがんばって行こうという人たちとともに、タクツァン僧院へ向けて出発した。

40分ほどでタクツァン僧院の手前の尾根に着いた。そこから崖道《がけみち》を少し下り、滝を越えて登るとタクツァン僧院の入り口である。足元に気をつけながら崖を下りる。見事な滝の下をしぶきを浴びながら通過し、僧院までの登りにかかった。

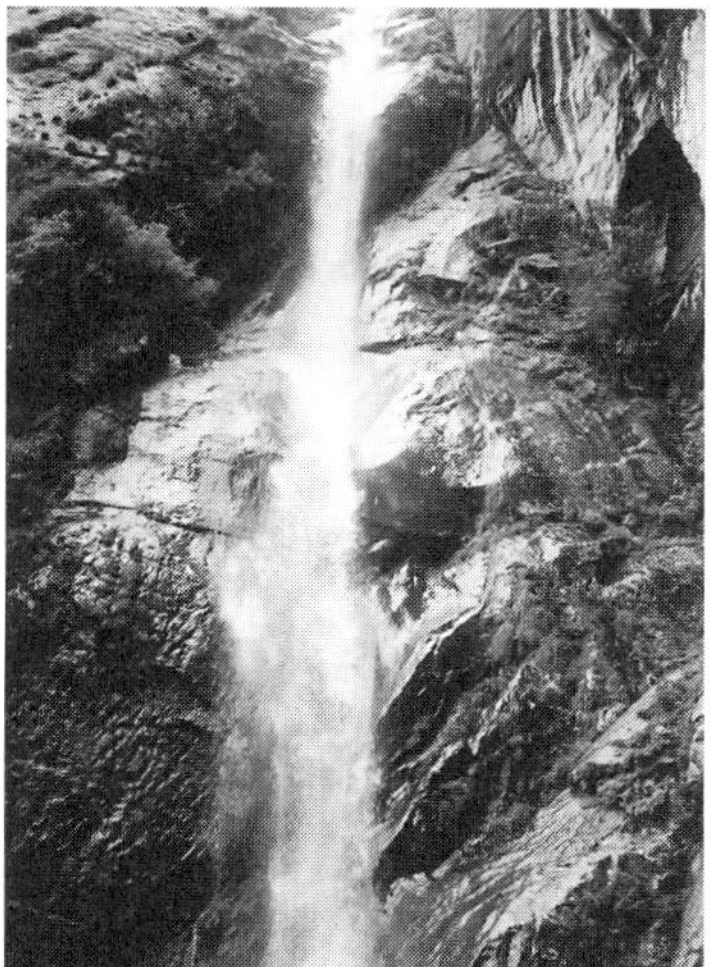

クンダリニーを具現化した結界の滝

滝を越えたところで、急に雰囲気が変わった。明らかに、この滝がタクツァン僧院の〝結界《けっかい》〟の役目を果たしていると思われる。

塀、玄関、門、鳥居、山門などを境に、内と外が分けられているが、こういう施設が結界の役目を果たしている。県境や国境も同じように結界の役目を果たしている。ベルリンの壁のように人工的に塀を作ることもあるが、川を挟んで境にしていることもある。川や滝のような自然形態の方が結界としての作用は強い。

また、結界は、人間が他の人間の影響を排除するために設けるものである。つまり、人は、他人が自分の敷地内に入らないように塀を作り、他国の人間が勝手に入ってこないように国境を設けるのだ。結界を設ける人の「意識」の強さで、できあがる結界の強さは違ってくる。たとえば瞑想をするとき、瞑想に熟達した人なら、自分が座っている周囲の空間に意識でドーム状の壁を作り上げることができ、それだけで強力な結界が生じる。

僧院の結界と思われる滝を越え、僧院の入り口までの石段を登っている間、わたしの肉体が微妙に変化し始めた。展望台では瞑想時と同じ感触の至福感に包まれていたのだが、結界の滝を越えたころから、シャクティチャーラニー・ムドラー（クンダリニー覚醒技法）実践の準備段階のような状態になってきたのだ。

タクツァン僧院の入り口に到着して、後からくる人を待っている間もその状態は続き、わたしの体内で繊細なエネルギーが動き始めているのが明確になってきた。

待っている間、チベット仏教の倍音声明《ばいおんしょうみょう》を実践したいと僧院の僧侶に申し入れたところ、僧院の堂内を使わせてもらえることになった。倍音声明とはチベット仏教の瞑想法のことで、母音を発声し続けるものだ。

僧院の内部に入れることになったのは大変な幸運だが、結界のさらに内側に入り込むことになるわけで、当然もっと強いタクツァン僧院のヴァイブレーションを受けることになる。

入り口の段階で、体内のクンダリニーエネルギーが活動を始めていたので、内部に入るともっとはっきりと動き出すだろうという予測はついた。かといって、ここであきらめて帰ると心残りになるだろう。僧院内で倍音声明を実践すれば、通常とはまったく違う世界が現出するに違いない。

そこで、長年の倍音声明の実践経験から、現出する世界の予想ができるので、

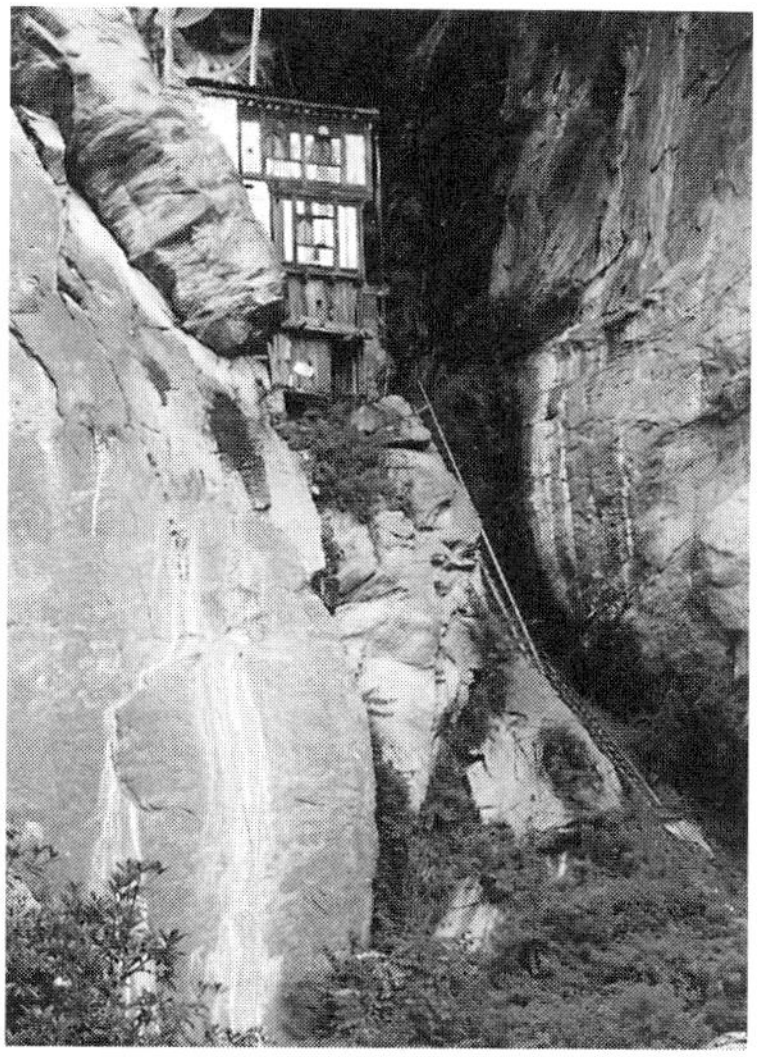
滝の脇にある僧坊

その範囲で事前に実践方法に工夫を加えておくことにした。

全員がタクツァン僧院の入り口にそろったところで、わたしは、いつもと違う特別の倍音声明の実践法を各自に伝えてから、僧院内に入ったのだった——。

◎仏教王国ブータン

ブータンは、1974年以前は外国人の入国が一切禁止されていた。現在も自由に入国できるわけではなく、①政府または王室の招待、②ブータン人かブータン在住の外国人の要請、③政府機関であるBTC（Bhutan Tourism Corporation）の扱う団体旅行、の3種類以外で入国することは認められていない。ただし、BTCを通せば個人旅行も可能らしい。

わたしたちは、「ブータン瞑想ツアー」という形で1996年8月に入国した。ブータンは信仰心の篤い仏教国であり、また、わたしが実践し続けている「倍音声明《ばいおんしょうみょう》」という瞑想法はチベット仏教の瞑想法であることも関係して、今回はブータンで倍音声明を実践しようというツアーになった。

若干の不安といえば、観光客がブータンの城や寺院へ入るのは、原則として禁止されていることである。これは、1989年以降、観光客および異教徒の寺院への立ち入りを全面的に規制したことによるが、最近ではその規制も徐々にゆるめられているという。

しかし、過去にチベットとインドのラダックで倍音声明を実践してきた経験から、チベット仏教の寺院で倍音声明を実践しようとして断られたことはないので、今回もたぶん、いくつかの寺院では可能だろうという期待を抱いて出発したのだった。そして、予想通り、最初に行った尼寺でも、次の見学先の「前国王記念仏塔」内でも、そして、観光コースには入っていないプライベートテンプルでも実践することができた。

翌日はバスで峠越えをして、プナカ・ゾンのある古都プナカへ行った。プナカ・ゾンは、ジェイ・ケンポ（国王と同格の大僧正）の寺で、大きくて立派な構えが見事である。観光客が入れるのは中庭までで、建物の内部は立ち入り禁止だという。日本から僧侶の一行が訪ねて来たときも、建物の内部には入れず、中庭で合掌して帰ったらしい。

それでも結局、プナカ・ゾンの内部でも倍音声明を実践できたし、王権と宗教的権威が結びついて紙幣にも描かれているほど有名な寺院で国の象徴でもあるパロ・ゾンでも実践できた。

そういう経緯を経て、ブータン最高の聖地「タクツァン僧院」へとたどり着いたのだった。

◎天界の僧院

タクツァン僧院には、8世紀、チベット仏教ニンマ派の開祖で偉大なグル（導師）であるパドマ・サンバヴァ（蓮華生）が、雌虎の背に乗るという奇跡的な方法を使ってやって来たという伝説がある。加えて、パドマ・サンバヴァの妻たちの中の1人が、雌虎に姿を変えて飛来したことも伝えられている。

パドマ・サンバヴァ（別名グル・リンポチェ）は、洞窟の中で瞑想に入り、パロ村を仏教に改宗させた。彼はタクツァンにいる間、8種類の邪悪霊を服従させるべく、虎に乗った恐ろしい姿でいくつかの儀式をおこなった。そして、数カ月の孤独な瞑想と秘儀を施した後、チベットに去ったという。

チベット仏教ニンマ派に伝わる倍音声明を、当のチベット仏教ニンマ派開祖パドマ・サンバヴァが飛来してきて瞑想した場で実践するのだから、予想以上のことが起きそうな気がした。

わたしたちは、まず、パドマ・サンバヴァが虎に乗って飛んできた場所に作られた部屋に案内してもらった。部屋に入ったとたん、1200年前にタイムスリップしてしまったかのような現実離れした感覚に襲われた。その部屋で、一人ひとりが僧侶から聖水を受けたのだが、そうしている間にも、パドマ・サンバヴァがすぐそばで瞑想しているような錯覚を覚える。

この段階ですでに、タクツァン僧院のヴァイブレーションで感極まった人が何人か出た。わたし自身、パドマ・サンバヴァを感じたほどなので、他の人も当然何らかの感触があったのだろう。わたしは妙な現実感に誘われて、パドマ・サンバヴァの横に座り瞑想を始めようかと思ったが、十数人の人たちに倍音声明を実践させるという責任があるため、どうにか思いとどまった。

僧侶の案内で、その部屋のちょうど真上にある勤行堂《ごんぎょうどう》に行き、そこで倍音声明を実践することになった。そこは、展望台から見たとき一番はっきりと窓が見えた部屋だった。堂内の雰囲気はまさに倍音声明の実践にふさわしいものだ。

ここなら、安心して倍音声明ができるし、逆に、ここで実践しないのは実にもったいないことである。早速、わたしが座ると他の人たちも各々すみやかに座り、倍音声明実践の場が一瞬にしてできあがった。

そして、わたしの鐘の合図で、タクツァン僧院勤行堂内での倍音声明がスタートした。

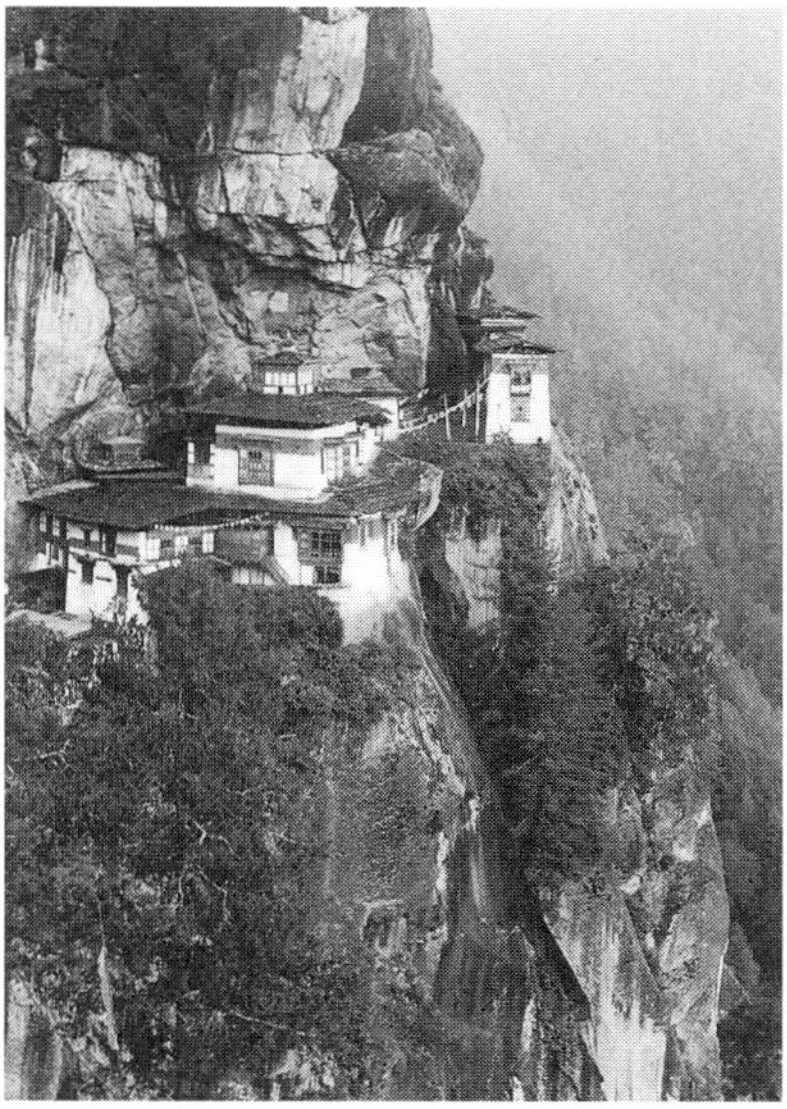

タクツァン僧院

◎ブータンの空中浮揚

特別な実践法による倍音声明のせいか、最初からパワフルな状態になり、勤行堂内を埋め尽くす音の洪水もいつもとは違う音質と音量でその場にいる人たちに降り注がれる。皆には前半と後半で、内容の異なる倍音声明を実践するよう伝えてあった。前半の段階ですでに異様な盛り上がりを見せていたが、後半に入るとそれが倍加して現実世界と完全に隔絶した場ができあがった。

このあたりから、わたしの肉体内でクンダリニーエネルギーの上昇が自然に開始された。タクツァン僧院にくるまでに、わたしの体内ではすでにクンダリニーエネルギーが生じて活動を始めていたので当然の結果ともいえる。

このエネルギーは、わたしが空中浮揚を実践する際、意識的に起こすエネルギーと同質のものであり、それが体内でごく自然に活性化したことになる。そういうときの肉体の変化は、幾度となく経験しているので精神的には安定している。

そのまましばらく倍音声明を実践していたが、肉体内のエネルギーが徐々に飽和状態に近づいてきた。「これは空中浮揚につながるな」と思ったが、しばらくは冷静にその状態を観察した。

あと数分で倍音声明を終了させようと考えていたとき、突然わたしの肉体が床から離れた。それはほんの3センチ程度だったので、他の人からは気づかれなかったかもしれない。

通常、わたしの空中浮揚は意識的に実践するので、「空中に浮いてしまった」ということはない。その意味では、わたしにとっては珍しい現象でとまどったが、空中浮揚そのものは数多く経験しており、パニックにおちいることはない。

しかし、このまま続けると、さらに上昇してだれの目にもはっきりと分かる空中浮揚になってしまう。わたしはそのとき、「空中浮揚」の現象が起きたのは、パドマ・サンバヴァの意識と同調したためということは分かっていた。その引き金になったのは、もちろん倍音声明である。

先にも述べたが、パドマ・サンバヴァは、チベット仏教ニンマ派の開祖で、倍音声明は、そのチベット仏教ニンマ派に伝わる修行法である。だから、倍音声明を実践すれば当然パドマ・サンバヴァの意識と同調することになる。パドマ・サンバヴァ同様、わたしにも空中浮揚能力があるので、その意識と同調すると空中浮揚現象が起きても不思議ではないわけだ。

空中浮揚に対処するには、まず倍音声明を終わらせることが必要と考え、とにかくぎりぎりのところで倍音声明を終了させて、その直後に両脇にいた2人にわたしのひざを押さえさせた。

2人は最初その意味が分からず、わたしのひざに軽く手を乗せただけだった。だが、わたしの肉体が再び上昇し始めたので、今度はもっと強く押さえるように指示した。

にもかかわらず、「わたしの肉体」は上昇の方向に向かい、しばらくの間、押さえつける2人の力と上昇する力（シャクティ）がぶつかり合った。タクツァン僧院という世界的にも希有《けう》な聖地で起きたこの現象は、わたしにとって初めての経験だったので、どうやって収めるべきかまさに手探り状態である。

しかし、何とかせねばと、わたしはシャクティチャーラニー・ムドラー（クンダリニー覚醒技法）の実践を終了するときと同じ要領で、体内のエネルギーを頭頂部から外へ抜いてみた。わたしに考えられるもっとも有効な技法だったので、すぐに実践してみたのだ。すると、予想通りエネルギーが体外に抜けていく確かな手ごたえが感じられた。この感触があれば大丈夫だ。間違いなくエネルギーが体外に抜けて、空中浮揚は収まる方向に向かうだろう。その後は、いつものように何回かに分けてていねいにエネルギーを抜けばいい。

果たしてその通りにエネルギーが抜け、肉体の上昇も収まり安定したので、皆に瞑想を解くよう指示した。

わたしの両側に座った2人には、帰国後、この体験をレポートにしてもらった。まずわたしの右に座ったT君は、左手をわたしのひざの上に置いたとたん、とてつもない上昇感が手に伝わってきたそうだ。同時に、頭の隅に「空中浮揚」という言葉が浮かんだが、無意識のうちにそれを打ち消したという。その間、わたしのひざが水平状態で15センチほど上下動したと感じたらしい。

一方、左側に座ったMさんは、右手をわたしのひざの上に置いてしばらくすると、わたしのひざが突然15センチほど持ち上がったので、その瞬間「空中浮揚」だと確信したそうだ。その後、自分の右手がわたしのひざにのめり込んでいく感覚があったという。その瞬間、Mさんの目の前には修行僧のような人物が浮かんだそうだ。

この「修行僧のような人物」というのが、間違いなくパドマ・サンバヴァだろう。わたしだけでなく何人かの人たちが、パドマ・サンバヴァの存在を身近に感じたようだった。

◎集団クンダリニー覚醒

「わたしの肉体」が上昇し始めてからの数分間、「場」が変化したことに気づいた人は多かったようだ。それぞれの表情にはその影響で高揚感が現れていた。ある人は、体内に充満するエネルギーの影響で身体が小刻みに震えているし、またある人は大粒の涙を流している。呆然としたまま瞑想から抜け出していない人や、恍惚感に酔いしれている人もいる。

これは、「わたしの体内」に沸き起こったクンダリニーエネルギーが、その場にいる人たちの体内に浸透して、一時的な集団クンダリニー覚醒状態を引き起こしたことによる。特に、わたしが空中浮揚を抑えるためエネルギーを体外に抜いたことで、その影響力は一層強まった。そのエネルギーが勤行堂内を満たしたのだ。

普通は、エネルギーを体外に抜いてもその場がエネルギーで満たされることはない。よほど特殊な場でない限り、クンダリニーエネルギーという宇宙の根源的エネルギーは、宇宙の根源に帰すものであり、その場にとどまることはないからだ。

だが、タクツァン僧院が、まさしくその特殊な場だった。

ブータン国民140万人の篤い信仰心がパドマ・サンバヴァに注がれ、最高の聖地に対するブータン国民の強い思いがタクツァン僧院に集中している。その思いがもう1000年以上も続いているのだから、特殊な場であって当然だろう。

そういうわけで、わたしから放出されたクンダリニーエネルギーによって一時的な集団クンダリニー覚醒状態が生じたのだ。

この一時的なクンダリニー覚醒としては、パラマハンサ・ラーマクリシュナがヴィヴェーカーナンダに施した「シャクティパット・ディークシャー」の例がある。パラマハンサ・ラーマクリシュナが、サマーディ（三昧）の素晴らしさをいくら説明しても理解してもらえないので、弟子のヴィヴェーカーナンダの頭頂に手を当て、一時的にクンダリニー覚醒状態にしてサマーディ体験をさせてしまうという技法である。

わたしがシャクティチャーラニー・ムドラーを実践して見せるときも、やはり、そのエネルギーを受けて通常とは違った体験をする人がいる。そういう体験は霊的な成長の役には立つが、それがすなわち「クンダリニー覚醒」とは考えない方がいい。それはあくまで一時的なものであって、サマーディの予告編とも言うべきものだからだ。

だが、タクツァン僧院での現象は一時的なものにしろ、各人が受けた影響はかなり強かったようだ。倍音声明終了後も、勤行堂内には強いエネルギーが渦巻いていた。

しかし、このままこの状態を引きずっているわけにもいかない。

そこで、まずわたし自身の意識を平常状態に戻した後で、全員に意識を戻すよう促した。皆で立ち上がって勤行堂を出てからも、完全に平常状態に戻った人はほとんどいなかったが、いつまでもタクツァン僧院内にいるわけにもいかなかったので、外へ出てそれぞれ帰路についた。

◎パドマ・サンバヴァとの対話

わたしは、僧院の門のところでしばらくの間座った。

そして、ムドラー（印契）を組んで、パドマ・サンバヴァの意識にヴァイブレーションを合わせた。最初は漠然と感じただけだったのが徐々に明確になり、パドマ・サンバヴァの瞑想状態とわたしの瞑想状態がピッタリと一致した。その瞬間、時空の壁を超えて、パドマ・サンバヴァとの対話が開始された。

対話といっても、お互いの意識体で交わす言葉を超えた対話である。パドマ・サンバヴァの意識体とは、たとえ1200年経過していても消えることのない残留意識体のことであり、パドマ・サンバヴァのことを思い続け、慕い続けている人がいる限り、消え去らないものである。

対話の内容は、パドマ・サンバヴァからダイレクトに伝えられたため、活字では表現不能だが、ニュアンスが違ってしまうのを承知のうえで一部を紹介してみよう。

パドマ・サンバヴァは、自分がブータンのタクツァンに飛来してきたことが原因で、ブータン人が自分たちの国をドゥルック・ユル（雷龍の国）と呼ぶようになったと語った。そして、そのことをわたしに伝えた理由が「クンダリニー」にあることも、パドマ・サンバヴァの意識体から明かされた。

ブータンは「龍の国」で、首都ティンプーは「龍王の都」と呼ばれている。国旗には上昇する龍が描かれており、龍の開かれた口はブータンを守護する護法尊の絶対的な力を意味している。また、双龍が五鈷杵《ごこしょ》を挟む国章も、クンダリニーとの関係が深い。

パドマ・サンバヴァは、別名グル・リンポチェとも、ウゲン・リンポチェとも呼ばれている。ウゲンという言葉は、サンスクリット語のウッディヤナにあたり、パドマ・サンバヴァの故郷とされる理想の仏教国だ。面白いのは、このウッディヤナがサンスクリット語で上昇を意味するということだ。クンダリニー覚醒技法の重要な部分に、ウッディーヤナ・バンダというのがあるが、これがパドマ・サンバヴァの別称と関係があるというようなニュアンスのことが対話の中にあった。

パドマ・サンバヴァがブータンのタクツァンに飛来してきたのは、表向きは仏教を広めるためだが、わたしとの対話の中では、タクツァンで瞑想をしたのは「クンダリニー覚醒技法」成就のためということだった。

また、パドマ・サンバヴァは、わたしがタクツァン僧院で倍音声明を行っているとき、クンダリニー上昇が起こり空中浮揚現象が生じたのは、すべて「クンダリニー覚醒技法」成就のためだと言った。そして、その成果は1年後に現れるだろうという予言めいたことをわたしに伝えて対話は終了した。その予言は、1年後の「クンダリニー研修」で、怖ろしいほどピタリと実現することになる。

パドマ・サンバヴァとの対話を終えたわたしは、瞑想を解いて崖道を下り始めたが、やはり空中浮揚の影響から抜け切れず、足元が少しおぼつかない。結界である滝にたどり着いたとき、滝に向かって立ちはだかり、滝の水しぶきを全身に浴びた。満身にかかる心地よい水しぶきのおかげで、意識が平常の状態に引き戻された。

ふと滝壺を見ると、渦巻く水流がとぐろを巻いた蛇のように見え、クンダリニーを彷彿とさせる。水流をたどって顔を上げると、滝がナーディー（意識路）そのもので、滝の頂上にかいま見える空の輝きが、まるでサハスラーラ・チャクラ（頭頂輪）に見えてくる。

この瞬間、この滝がクンダリニーエネルギーを具現化した結界だったことを悟り、タクツァン僧院での希有《けう》な体験が一気に納得できた。

もう展望台まで戻っても大丈夫だろうと思われたので、滝を越えて登り坂に向かった。そして無事に展望台までたどり着いた後、下山してホテルに戻った。

参加者それぞれが、表現しがたい神秘的な体験を得たツアーとなった。この体験を活かして、真の「クンダリニー覚醒」につなげてほしい。

本書によって、一人でも多くの諸氏がクンダリニー覚醒に向けて霊的努力を果たされんことを願う次第である。

成瀬雅春

2003年初秋　東京・五反田にて

◎第１輪　〈クンダリニーとは〉

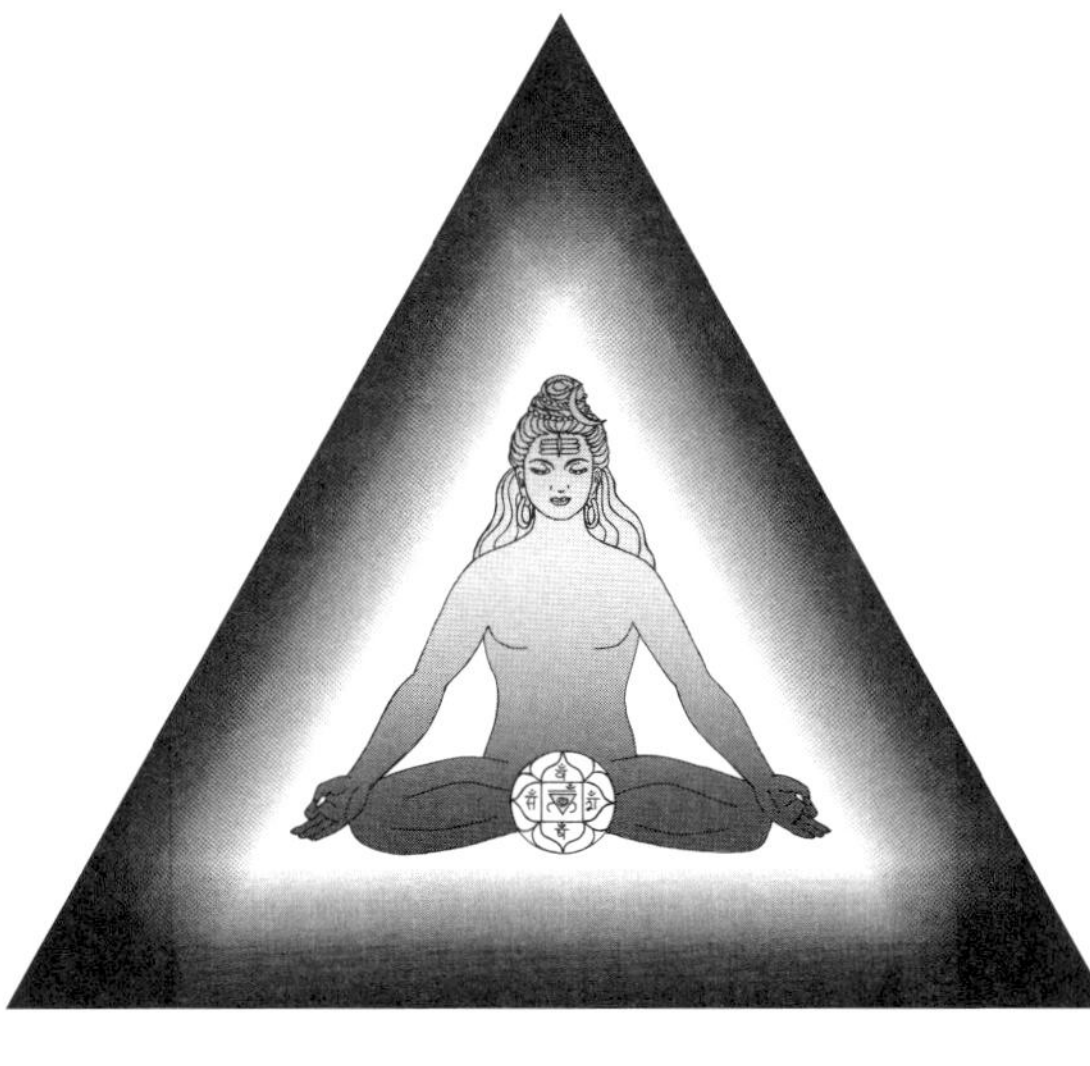

ムーラーダーラ・チャクラ（脊椎最下部チャクラ）

ムーラ（根）アーダーラ（支える）チャクラ（輪）という名の第1のチャクラ（輪）。脊柱の根元に位置し、肛門と生殖器の間にある。4つの赤い花弁の蓮華で、それぞれの花弁にサンスクリット語のva, śa, ṣ, sa が書かれている。その蓮華の中央には、地の象徴の黄色い四角形と、ヨーニ（女陰）のシンボルの逆三角形がある。このヨーニはカーマと呼ばれ、スィッダ（達人）から崇拝されている。ここにクンダリニーが眠っている。クンダリニーが目覚めると、その人はダルドゥリ・シッディ（地上から上に上がる力）を得る。ムーラーダーラ・チャクラは、物質の粘着力、慣性、音が生じること、嗅覚、吸気、およびインドラ、ブラフマー、ダーキニー、シャクティ等の神々に関係している。瞑想の効果として、知識と健康が得られる。

◎クンダリニーとは何か

▲言葉の意味

サンスクリット語のプラーナという言葉の複数形は、「生命」という意味である。単数形のプラーニン（プラーナを有するもの）は生きもののことを指し、ヨーガでは「宇宙に満ちている根源的エネルギー」とされている。

宇宙のあらゆる存在はプラーナで構成されていると言われている。つまり、この宇宙で存在として認められるものは、すべてプラーナというエネルギーで構成されているのだ。だとすれば、当然、人間の存在もプラーナで成り立っていることになる。

そして、その根源的エネルギーであるプラーナが、人体内で超常的能力として活性化することを「クンダリニーの覚醒」という。

クンダリニー（kuṇḍalinī）は、コイル、螺旋《らせん》、環、巻き毛などを意味するサンスクリット語のクンダラ（kuṇḍala）という名詞から出た、「クンダリヌ（kuṇḍalin）螺旋を有するもの」の女性形主格である。クンダリニーとクンダリー（kuṇḍalī）は同じ意味であり、日本に入って「軍荼利明王《ぐんだりみょうおう》」となった。

クンダリニーは、その「螺旋を有する」という意味から、3回半とぐろを巻いた蛇が眠っている姿がイメージされている。蛇は生命力の象徴として扱われるところから、根源的生命エネルギーという意味合いもある。よって、根源的生命エネルギーをもった蛇が3回半とぐろを巻いた姿で眠っている状態が、クンダリニーということになる。

クンダリニーは、クンダリニーシャクティとかクンダリニーエネルギー、クンダリニーパワーなどいくつかの表現が使われる。

クンダリニーシャクティはサンスクリット語で、シャクティ(śakti)は、動詞語根(śak)の「〜する力をもつ」「〜することができる」という言葉から派生している。英語訳は「サーペントパワー(蛇の力)」である。

一方、クンダリニーパワーやクンダリニーエネルギーは、英語の「パワー」「エネルギー」にサンスクリット語を組み合わせた、クンダリニーシャクティの別の表現である。

まとめると、プラーナは「宇宙に満ちている根源的エネルギー」であり、クンダリニーは、プラーナが人体内に「根源的生命エネルギー」として、3回半とぐろを巻いた蛇の姿をとって眠っている状態のことである。そして、その蛇の中に潜んでいる「宇宙根源力」をシャクティというのである。宇宙根源力を象徴した神様は、シヴァ神のお妃「シャクティ女神」である。

したがって、「プラーナ」「クンダリニー」「シャクティ」という3つの言葉は、時として同じ意味合いで使われるが、間違いではない。

▲クンダリニーの現れ方

一般的に、クンダリニーという言葉はなじみが薄いが、たとえば火事場の馬鹿力のように、常識を超えて発揮される力はクンダリニーエネルギーである。また、肉親の死や親しい人の不幸といった夢を見たのが現実になったという正夢《まさゆめ》も、特に超能力者でない普通の人にもあることだが、これもクンダリニーエネルギーの一つの現れ方である。

それから、出産時のショックや交通事故等によって肉体が受けた衝撃でクンダリニーが覚醒してしまうこともあるが、そういう場合はその後の社会生活が困難になる。幻覚を視たり幻聴を聴いたりする程度ならまだしも、半身不随になったり精神病院に入院することになるケースもある。

クンダリニー・ヨーガの流派の中には、外的なショックを与えてクンダリニーの覚醒を促すという修行法を実践しているところもある。

そうすると、クンダリニーは簡単に覚醒してしまうが、事故と同じ状況に陥ることになるので非常に危険である。危険なだけでなく、本来目指している「解脱《げだつ》」から遠ざかってしまうので、まったく無意味である。

すべての準備がととのうまでは、クンダリニーを覚醒させるべきではない。それまでにはいろいろな要素が必要だが、その中でもっとも重要なのは、徳のある人格者となることである。
人間として未完成なのに、クンダリニーだけ覚醒しても意味がないのだ。

▲伝統的な解釈

人体内には、チャクラ（輪）と呼ばれるエネルギーセンターが存在していると考えられている。その数は、6、7、9、10、13、21などという説から、144というのまであるが、現在主要なチャクラは7つとされている。すなわち、ムーラーダーラ・チャクラ（脊椎最下部）、スヴァディシュターナ・チャクラ（仙骨叢部）、マニプーラ・チャクラ（臍部）、アナーハタ・チャクラ（心臓部）、ヴィシュッダ・チャクラ（咽頭部）、アージュニャー・チャクラ（眉間部）、サハスラーラ・チャクラ（頭頂部）である。

伝統的な考え方では、シヴァ神がサハスラーラ・チャクラ（頭頂部）、お妃のシャクティ女神がムーラーダーラ・チャクラ（脊椎最下部）に離ればなれにされているという。前述したように、シャクティ女神とは3回半とぐろを巻いた蛇の姿で眠っているクンダリニーのことだが、そのシャクティ女神が覚醒し、一つひとつのチャクラを通り抜け、サハスラーラ・チャクラまで上昇してシヴァ神と合一すれば解脱できるとされている。

そのクンダリニー覚醒を促す行法を積極的に実践しているのが、文字通りクンダリニー・ヨーガなのだが、いきなりクンダリニーを覚醒させると失敗してしまうことが多い。

それは、スシュムナー・ナーディー（中央意識路）内にあるブラフマ結節、ヴィシュヌ結節、ルドラ結節という3つの結節（グランティ）が、クンダリニーエネルギーの上昇を妨げているからである。この3つの結節を破壊して進まなければならないのだが、結節のある場所については「眉間、心臓、尾てい骨」「のど、臍、尾てい骨」「眉間、のど、胸部」などいくつかの説がある。

いずれにしても、結節を破壊してシャクティを頭頂部まで上昇させ解脱に至るというのが、伝統的なクンダリニー・ヨーガの修行法である。

◎ヨーガ経典を検証する

▲クンダリニー覚醒行法を捜す

それでは、クンダリニー覚醒を果たす具体的な方法を、『ハタ・ヨーガ・プラディーピカー』『ゲーランダ・サンヒター』『シヴァ・サンヒター』という3つのヨーガ経典から探ってみよう（以下、紹介する経典の日本語訳は、宮本久義氏の試訳による）。

『ハタ・ヨーガ・プラディーピカー』

1・26　右足を左腿のつけ根にのせ、左足を〔右〕ひざの外側に交差しておき、〔手でそれぞれ逆のつま先を〕つかんで体をねじるのが、マツヤナータ師の説いた体位である。

1・27　マツヤェーンドラの体位は、修練することにより腹部を輝かせ〔＝消化力を増強させ〕、恐ろしい病魔の軍団をうち破る武器となり、人々のクンダリニーを覚醒して月を安定させる。

これはヨーガではポピュラーな身体をひねるポーズだが、これだけではクンダリニー覚醒には至らないだろう。それよりも、クンダリニー覚醒に至る準備と考えて、健全な身体を作り上げるために実践するべきものだと考える。

この経典には、「スィッダ・アーサナ（達人坐）によって7万2000本のナーディー（意識路）の汚れが清掃される」と書いてあり、さらにアートマン（真我）を思念し食を節して12年間スィッダ・アーサナを行じれば、ヨーガの究極の目的を達成できるとある。

スィッダ・アーサナは、クンダリニー覚醒にとってかなり助けになる坐法ではあるが、スィッダ・アーサナが直接クンダリニー覚醒につながるわけではない。また、具体的に修行年数や回数を示して効果を記述するのは経典に多く見られることである。

次に、「バストリカーというクンバカ（止息法）が、スシュムナー・ナーディー（中央意識路）の3つの結節（グランティ）を破壊する」とあり、「ケーヴァラ・クンバカ（単独の保息）によってクンダリニーが覚醒する」という記述について検証する。

バストリカーで結節が破壊される可能性はある。その場合、ハタ・ヨーガの各種行法を実践するうちの一つとして、バストリカーを行じていれば可能性は高まるだろうが、バストリカーだけを実践しても、結節の破壊にはつながらないと考えた方がよい。

ブジャンガ・アーサナ（蛇のポーズ）にもクンダリニーが覚醒すると述べられているが、本当にクンダリニーが覚醒する技法には、それを示す名前がつけられているのではないだろうか。つまり、ブジャンガ・アーサナ（蛇のポーズ）も、内容的にはクンダリニー覚醒の可能性を秘めていると思うのだ。
いくつかのヨーガ経典を通読して、確実にクンダリニー覚醒を果たせると思える行法が一つだけある。それは「シャクティチャーラニー・ムドラー」である。まさにシャクティ（＝クンダリニー）をチャーラニー（＝動かすこと）という名前が示す通り、確かなクンダリニー覚醒技法だというのが、わたしの実践経験から出された結論である。

▲ヨーガ経典のシャクティチャーラニー・ムドラー

それでは、経典の中で、シャクティチャーラニー・ムドラーについて、実際にクンダリニー覚醒と関係のある部分を抜粋してみよう。

『ゲーランダ・サンヒター』

3・49　ムーラーダーラ〔チャクラ〕には、個人の本体のシャクティで、最高の神格であるクンダリーが、三巻き半のとぐろを巻いた蛇の姿で臥している。

3・50　それ（クンダリー）が体の中で眠っているあいだは、生命体はけものの如くであって、何千万ものヨーガを修練しても、知は生じない。

3・51　扉を鍵で力を込めてこじ開けるように、クンダリニーを覚醒させることによって、ブラフマンの門をうち破るべし。

3・54　灰を体に塗り、スィッダ・アーサナを修すべし。両方の鼻〔孔〕からプラーナ気を吸い込み、アパーナ気にしっかりと結びつけるべし。

3・55　スシュムナー気道の中に気が入り、堅固に輝くようになるまで、アシュヴィニー・ムドラーで秘所（肛門）をゆっくりと締めるべし。

3・59　このムドラーは最高の秘密にすべきものであり、老と死をうちほろぼすものである。それゆえ、成就を願うヨーガ行者たちによって修練がなされるべきである。

ここで注目すべきは「アシュヴィニー・ムドラーで秘所（肛門）をゆっくりと締めるべし」という部分である。アシュヴィニー・ムドラーという行法は、基本的には肛門を締めつける技法である。つまり、ムーラバンダとほぼ同じ行法なのである。また、プラーナ気とアパーナ気をつなぐというのもキーワードである。「成就を願うヨーガ行者たちによって修練がなされるべき」という部分も見逃せない。重要な行法になるほど、中途半端な気持ちで実践すべきではないからである。

本当にクンダリニー覚醒を願うヨーガ行者だけに許された行法が「シャクティチャーラニー・ムドラー」であり、だからこそ「最高の秘密にすべきもの」と書いてあるのだ。

次に、『シヴァ・サンヒター』を確認してみよう。

『シヴァ・サンヒター』

4・53 賢者（＝ヨーガ行者）は、アーダーラ蓮華（＝チャクラ）でぐっすりと眠っているクンダリーを、アパーナ気にのせて力強く引きずり出し、動き出させるべし。このムドラーがあらゆる力を授けてくれるシャクティ・チャーラナである。

4・54 毎日このようにシャクティ・チャーラナを修する者には、寿命の増長と病気の消滅がある。

4・55 眠りをふり捨てて、蛇（＝クンダリー）は自ら上昇する。それゆえ、成就を欲するヨーガ行者は修練をなすべし。

4・56 師の助言に従って最高のシャクティ・チャーラナを修練する者には、微細になる力などを授けるヴィグラハ・スィッディが〔得られる〕。そのような者にどこから死の恐れがこようか。

4・57 ニムフールタのあいだ、規定通りにシャクティ・チャーラナを努力して行ずる者には、遠からず成就が〔得られる〕。ヨーガ行者は適切な坐法によって、シャクティ・チャーラナをなすべし。

4・58 これが十のムドラーで、過去にもなかったし、未来にも〔匹敵するものは〕ないであろう。一つ一つ修練することにより、成就が得られ、必ず成就者となる。

この一連の記述で見られるのが、「恐ろしい病魔の軍団をうち破る」「老と死をうちほろぼす」「寿命の増長と病気の消滅」という言葉である。シャクティチャーラニー・ムドラーは解脱を目指して実践するのだが、その前提として健康で若さを保ち、死を克服する必要がある。また、「自ら上昇する」という表現には、クンダリニー覚醒の本質的内容が盛り込まれているのが感じられる。

▲ヨーガ経典のムーラバンダ

シャクティ（＝クンダリニー）を目覚めさせ、スシュムナー・ナーディー（中央意識路）を上昇させるのがシャクティチャーラニー・ムドラーなのは確かだが、具体的な行法となると、この記述だけでは納得できる答えが出ない。

どこかに、プラーナとアパーナが合一し、クンダリニーが目覚めて「自ら上昇する」行法が具体的に書かれていないものか。

そこで再び経典に戻ると、そのものずばりの内容が書いてあるのが「ムーラバンダ」である。まず『シヴァ・サンヒター』には、次のように書いてある。

『シヴァ・サンヒター』

4・41　足元（＝かかと）で肛門をしっかりと押して、力強くアパーナ気を引き上げ、徐々に上昇させるべし。これがムーラバンダと説かれるもので、老・死を滅するものである。

4・43　ヨーニ・ムドラーが成就したならば、地上で何が成就されないことがあろうか。このバンダの恩恵により、ヨーガ行者はパドマ・アーサナを組んだまま、倦《う》むことなく、大地を離れ、空中を行くことができる。

この記述も、ヨーガを実践し続けているわたしにはよく理解できるが、一般的にムーラバンダとして見ると説明不足の感があるのが否めない。『ハタ・ヨーガ・プラディーピカー』はどうだろう。

『ハタ・ヨーガ・プラディーピカー』

3・61　かかとで会陰部を押して、アパーナ気を上方へ引き上げるよう、肛門を引き締めるべし。〔これが〕ムーラバンダとよばれる。

3・62　〔肛門を〕引き締めることによって、下方へ向かうアパーナ気を力を込めて上方へ向かわせる。これをヨーガ行者たちはムーラバンダと呼ぶ。

3・63　肛門をかかとで押して、〔アパーナ気が〕上方へ向かうまで、力を込めてくり返し気を引き締めるべし。

3・64　ムーラバンダによって、プラーナ気とアパーナ気は、ナーダとビンドゥと合一し、ヨーガ成就がもたらされる。これについては疑いはない。

3・65　常にムーラバンダ〔を修練すること〕によって、アパーナ気とプラーナ気が合一し、大小便が減少し、年老いた者でさえも若者になる。

3・66　アパーナ気が上昇して火輪（ヴァフニ・マンダラ・腹部にあるとされる消化力の火）に達すると、アパーナ気にあおられて火炎は長くなる。

3・67　さらに、火とアパーナ気が、熱い性質をもつプラーナ気に達すると、それによって、体内に生じた火は盛んに光り輝く。

3・68　その結果、眠っていたクンダリニーは熱せられて、覚醒させられる。あたかも棒で叩かれた蛇がシューッという音をたて、直立するように。

3・69　それから、〔蛇が〕穴に入るように、ブラフマンの気道（＝スシュムナー気道）の中に入る。それゆえ、ヨーガ行者たちは常にいつでもムーラバンダを修すべきである。

こちらはかなり具体的な行法が書かれている。まず、基本的に肛門を収縮することが明示されている。「アパーナ気が上方へ向かうまで、力を込めてくり返し気を引き締めるべし」とあるのを見逃さなければ、ムーラバンダを１００万回実践しようという気になるはずだ。

そして、プラーナとアパーナがムーラバンダで合一するとされている。「その結果、眠っていたクンダリニーは熱せられて、覚醒させられる」というところも重要である。つまり、ムーラバンダをくり返し実践すると、覚醒するのではなく「覚醒させられる」という点に注目すべきだ。そして、ここにはスシュムナーを上昇するということまでしっかりと書かれている。

ここまで来ると、経典でシャクティチャーラニー・ムドラーの技法部分がぼかして示されていたのが明白になる。シャクティチャーラニー・ムドラーは、明らかにムーラバンダの技法を使うという結論を引き出せるのだ。

そこまで分かれば、後は実践方法を極めるだけである。経典の記述だけでは細かな技法がまったくつかめないが、わたしはその経典の記述を徹底的に読み込み、試行錯誤してシャクティチャーラニー・ムドラーの技法を完成させた。

本書では、その技法を可能な限り公開しようと思う。

◎第2輪

〈基礎行法〉

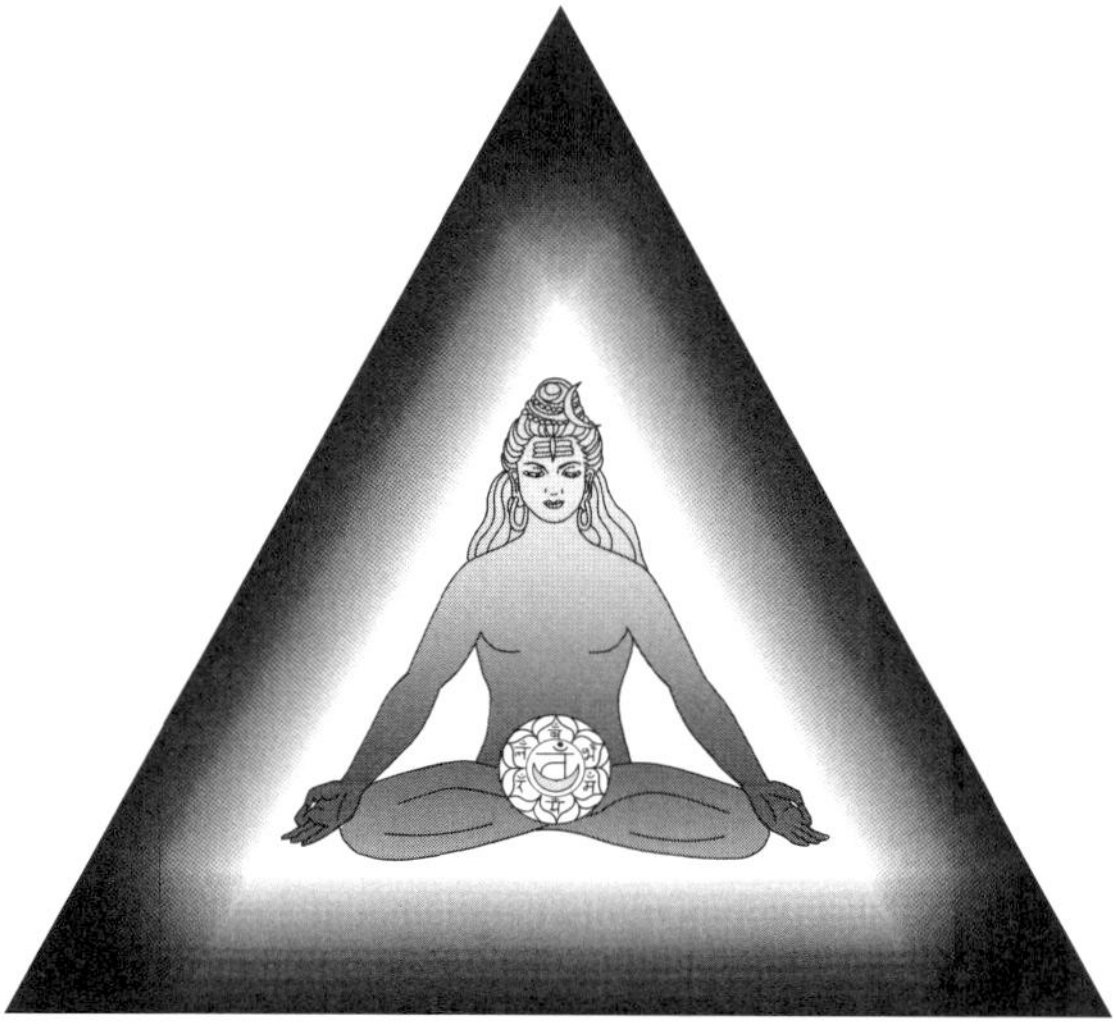

スヴァディシュターナ・チャクラ（仙骨叢チャクラ）

スヴァディシュターナ（自分の状態、本質）チャクラ（輪）という名の第2のチャクラ（輪）である。男性生殖器官の基部（仙骨叢）に位置し、女性なら子宮、男性では精嚢に当たる。朱色の6つの花弁の蓮華で、それぞれの花弁にサンスクリット語のba, bha, ma, ya, ra, laが書かれている。その蓮華の中に白い半月（又は三日月）があり、ヴァルナ神と神秘的に関係し、また、水の要素、白色、吐気、味覚、手等に関係している。瞑想の効果としては、水に対する恐れがなくなり、自分の感覚を完全にコントロールでき直観的知識を得る。アストラル体についての完全な知識を持ち、不純な性質が完全に消滅される。そしてこのチャクラが完全に開発されたヨーギーは、ムリテンジャヤ（死を征服した者）となる。

◎重要なキーワード

▲回転

ハタ・ヨーガを実践している人は、自分自身を観察するのに慣れているが、一般の人は「自分自身を観察する」といってもどうすればいいのか見当もつかないだろう。そこで、クンダリニーを安全に覚醒させることを前提に、どういうことに着目して何を観察すればいいのかを説明したい。

まず第一のキーワードが「回転」である。回転で重要なのは「回転し始める」、つまり動きだしに着目することだ。クンダリニーエネルギーが起きるとは、何かが動きだすということだからだ。どんなエネルギーでもパワーでも、発現するまでには動きだしがあるのであり、人間が何かの行動を起こすにも必ず動きだしがある。その動きだしをしっかりつかまえてしっかりと観察できれば、自分自身を観察する能力が高まる。

動きだした後も、回転は関係してくる。エネルギーが動きだすと必ず回転運動へと向かうか、回転の要素を含んだ動きになる。大きな視点で見れば、地球自身も回転しており、地球はさらに太陽の回りを回転しているのだ。その他、多くの星が一定周期で回転運動をくり返している。視点を小さな部分に向けて物質を構成する原子を見ても、陽子と中性子が詰まった原子核の回りを電子が回転している。

その他、数え上げればきりがないほど実に様々なものが回転運動をしている。

▲螺旋

回転運動が始まると、今度は「螺旋《らせん》運動」が関係してくる。というより、厳密には回転運動を続けると螺旋運動になるのだ。そもそも、純粋な回転運動というのは地球上では難しい。なぜなら、地球は自転と公転をしているため、地上で回転すると必ず螺旋運動になってしまうからだ。

たとえば、一秒間で円を描いたとしても、スタート地点に戻ってきたときには、地球の自転を計算に入れるとはるかかなたへ移動していることになる。そう考えると、地上の回転運動はすべて螺旋運動をしていることになるのだ。飛行機のプロペラや船のスクリューも同様で、プロペラが回転運動をしている間、飛行機は前進しているので、プロペラの描き出すラインは螺旋になる。

このように、クンダリニーの意味にも含まれる「螺旋」という言葉は重要なキーワードである。

▲上昇、下降と流れ

クンダリニーが覚醒すると、エネルギーが頭頂部まで上昇するが、そこに至るまではエネルギーや意識をコントロールし、体内を上昇させたり下降させたりする訓練をしなければならない。

ただし、そのエネルギーはクンダリニーが覚醒して頭頂部まで上昇するエネルギーと同じではない。質的には同じでも、エネルギー量がまったく違うのだ。通常の修行法でコントロールするエネルギーを1.5ボルトの乾電池とすれば、クンダリニーが覚醒して頭頂部まで上昇するエネルギーは10万ボルトの高圧電流にたとえられる。

通常のエネルギーのコントロール能力を高めるには、体内のいろいろなエネルギーの流れを事前に肉体感覚としてつかむ必要がある。

自分自身を観察する能力が高いと、体内で起きているエネルギーの流れを的確につかむことができ、エネルギーの流れがつかめると、自分の精神状態もコントロールできるのだ。もちろん、肉体のコントロール能力も倍加し、洞察力や直感力も磨かれる。

以上述べたような「回転」「螺旋」「上昇」「下降」「流れ」という、5つの重要なキーワードを念頭に置いて、クンダリニー覚醒へ向けての基礎行法を実践してもらいたい。

◎足首を回す行法

▲回転方向と軸

まず、ヨーガの準備運動として足首回しがあるが、これは多くのスポーツでも実践しているほど、準備運動として欠かせない重要な要素である。

拙著『ハタ・ヨーガ』から、その行法部分を抜粋する。

右足を内側に折り曲げ、左大腿部に乗せる。右手で足首をつかみ、左手で足先をつかむ。（写真1）

ゆっくり大きく足首を回す。足先で大きな円を描くようにして両方向を十分に回す。なるべくきれいな円を描くように注意する。足首の腱を一本一本しっかり伸ばすために、最大限大きな円を描くようにする。

1～3分以上ていねいに回してから、足を交替して左足も同じように回す。

ハタ・ヨーガの準備運動として考えるときは、ゆっくりとていねいに大きな円を描くというのがポイントになる。

しかし、クンダリニー覚醒へ向けての行法として考えるなら、さらにいくつかのチェック項目が生じる。まず最初に、どちらの方向から回転を始めるかが問題になる。クンダリニー研修の際、その点をチェックしてみたところ、つかんでいる足を外側、つまり伸ばしている足先の方、下、手前、上というケースが大半だった。

つかんでいる手を離してその回転を再現すると、手足とも座っている自分から見て内側、先、外側、手前ということになる。足を交替してもやはり内側、先、外側、手前という方向から回転し始めるケースが大半だった。

この回転方向は、左手と左足が左回りになり、右手と右足が右回り（時計回り）になる。もちろん、準備運動としてはその反対回しもするが、最初に回し始める方向にクンダリニー覚醒のヒントが隠されている。つまり、左が上昇回転になり、右が下降回転になるという点である。

体内で何らかのエネルギーが回転し、螺旋を描くとき、自然に動きだす方向を知ってお

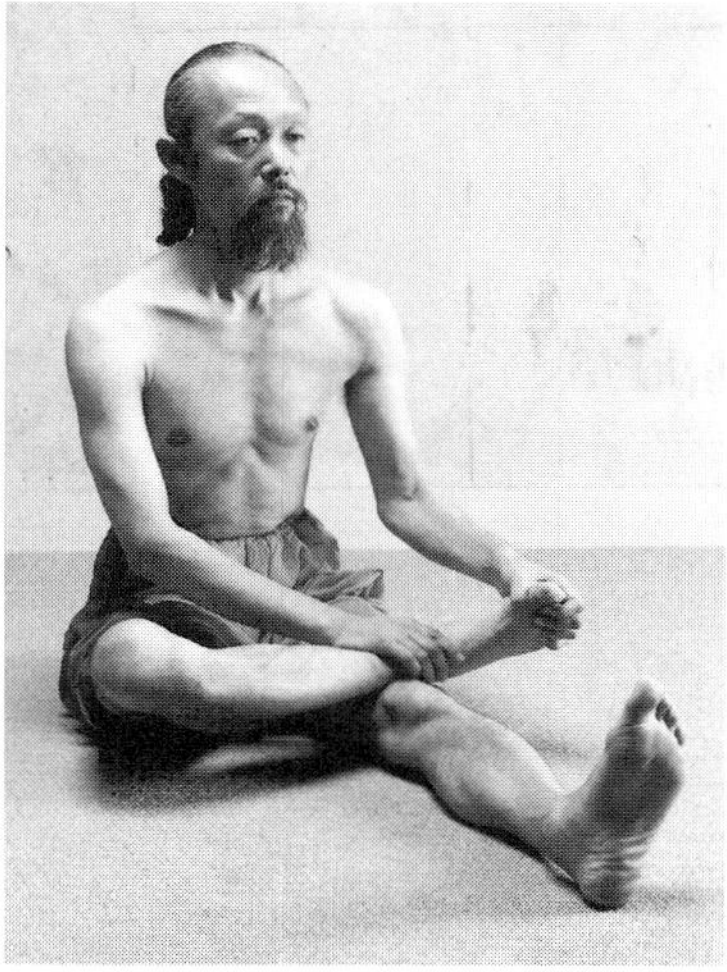

写1　足首をつかむ

くことが重要である。そして、回転を逆にしたとき、体内のエネルギー状態がどうなったかを観察する必要がある。また足を交替したときにもやはり、体内のエネルギー状態を観察する。しっかりと観察を続け、時間の経過とともに、何がどの程度変化するかをつかむようにする。

次に、足首の軸がずれないように注意する。なるべくきれいな円を描くには、当然軸がずれないように注意しなければならない。そのためには、足首のつかみ方がポイントになる。

足首をしっかりとつかんでしまうと、つかんでいる手と足首が連動して動くので、軸がずれてしまう。そこで、足首をつかむのではなく、手の親指と他の指で、前後からはさむようにする。足首をつかむ手の指先を、伸ばしている足の上に固定し、足首が回転によってずれないようにする。足先を手前にもってくるときには、親指が足首のずれを防ぎ、足先を向こうに回転させるときは、中指（または他の指）が足首のずれを防ぐことになる。

また、足先をつかむときに、各足指の間に手の指を差し入れてもいいが、その場合は足親指のつけ根から土踏まずにかけて、手の人差し指と親指を環状にしてつかむ。指を差し入れないで足全体をつかむ場合も、足親指はつかまないようにする。なぜなら足親指をつかむと、そのつかまれた指で円を描くことになり、足首がちゃんと回らないからだ。

▲視点を定める

きれいな円を描きながら回す方法が理解できたら、次に足首を回している間の視線をどこに定めればいいのかという問題に触れてみよう。

ヨーガの指導を受けているときの生徒の状態を見ると、足首を見ながら回している人、正面を見据えて回している人、目を閉じて回している人、指導しているわたしを見ながら回している人、室内のいろいろなところを見ながら回している人などさまざまである。

結論からいうと、「視線はここに定めるべきだ」というようなきまりはない。しかし、少なくとも指導しているわたしを見ながら回したり、室内のあちこちを見ながら回すのはよくない。なぜなら、見ているものに意識が動いてしまうからだ。足首回しに意識が向いていなければならないのに、これではきちんとした足首回しにならない。

何人かの生徒が正面を見据えて足首回しをやっているが、視点を定める意味で正面を見据えるのはよい。しかし同様に、正面を見ているとき、正面の景色を見ていると意味がない。

また、足首を見ながら、あるいは目を閉じて回していても、意識が足首回しに向いていなければやはり駄目である。一応、目を閉じたり足首を見ながら回してはいるが、全然違うことを考えていたり、意識があらぬ方へ向いている人をときどき見かける。

要するに、意識がしっかりと足首回しに向いていればよい。ただ、目を閉じていると意識がぼやけてしまったり、また、視点が2か所以上になる（つまり眼球が動く）と、意識が散漫になることが多い。そういう点を考慮に入れた上で、意識がしっかりと足首回しに向く視点を見つけてほしい。

▲意識を働かせる

視点が定まったら、足首を回している間のエネルギー状態を観察する。「回転」「螺旋《らせん》」「上昇」「下降」「流れ」という、クンダリニー覚醒に向けての5つのキーワードが、足首を回すことでどういう具合に関わってくるのかをしっかりと確認する。

回している足首から、ひざ、つけ根、腰の方に向かってのエネルギー状態や、逆に足先、つかんでいる手からひじ、肩という方向に対してのエネルギー状態がどうなっているのかに注意してみる。次に、足首をつかんでいる方の手からひじ、肩という方向に対してのエネルギー状態などが、どうなっているのかに注意する。そして、足首を乗せている膝から腰の方向と足先の方向へ向けてのエネルギー状態などがどうなっているのかにも注意を向ける。

回している足首を中心として、全方向に対してどういうエネルギーが生じてどういう流れ方をしているのかを把握するのが、足首回しの基本的な着眼点である。

さらに、全身の細かなエネルギー状態をつかむと同時に、足首回しを続ける間の意識の変化にも注意する。足首回しに意識を向けている間、ずっと同じ意識状態ではないはずだ。どの時点でどういう意識状態にあるのかを、しっかりと認識するように心がける。

これだけのことをチェックしながら足首回しをすると、安易にぐるぐる回すわけにはいかなくなる。当然、ていねいに回さなければならなくなるし、ある程度時間をかける必要が出てくる。最低でも、片足3～5分ぐらいはかかってしまうだろう。足首回しの経験を積むと、この他にもいくつものチェック事項が見つかる。そうなると、足首回しだけで30分や1時間はかかってしまうが、単純に長時間かければいいというものでもないので、1時間もかける必要はないだろう。要はしっかりと観察できていればよい。

これだけいくつものチェック事項を書き連ねると、それだけでうんざりしてしまうかもしれないが、それは最初だけである。慣れてくると、1つひとつのチェック事項を確かめながらではなく、心を鎮《しず》め白紙の状態で回せるようになる。そうすると、チェック事項の方がその都度浮かび上がってくる。

そうなると、瞑想状態で足首回しを続けられるようになる。瞑想状態とは、ぼんやりとした状態でなくあらゆることが明晰に理解できる状態のことをいう。よって、些細な変化も的確にとらえることができるようになる。

▲可能性を広げる

足首回しを続けると、当然足首が柔軟になる。足首が柔軟になると、ひざ関節や股関節《こかんせつ》も柔軟になる。

次は、足首回しの続きの行法の説明をする。これは、さらに柔軟さを増すとともに、柔軟さのチェックも兼ねており、クンダリニー覚醒へ向けての準備運動となる行法である。

再び『ハタ・ヨーガ』の行法部分を抜粋すると、「右足を内側に折り曲げ、左足のつけ根に乗せる。折り曲げた右足のひざを床に近づける。さらに余裕のある人はそのひざを伸ばしている左足のひざの方へ寄せる（写真2）」となる。

これは両足を前に伸ばして座った状態から始めるので、身体の固い人はこの段階で後ろに倒れてしまうこともある。そういう人は、そこであきらめるのではなく壁に寄りかかって行えばよい。

身体の柔軟さにはかなり個人差があるが、

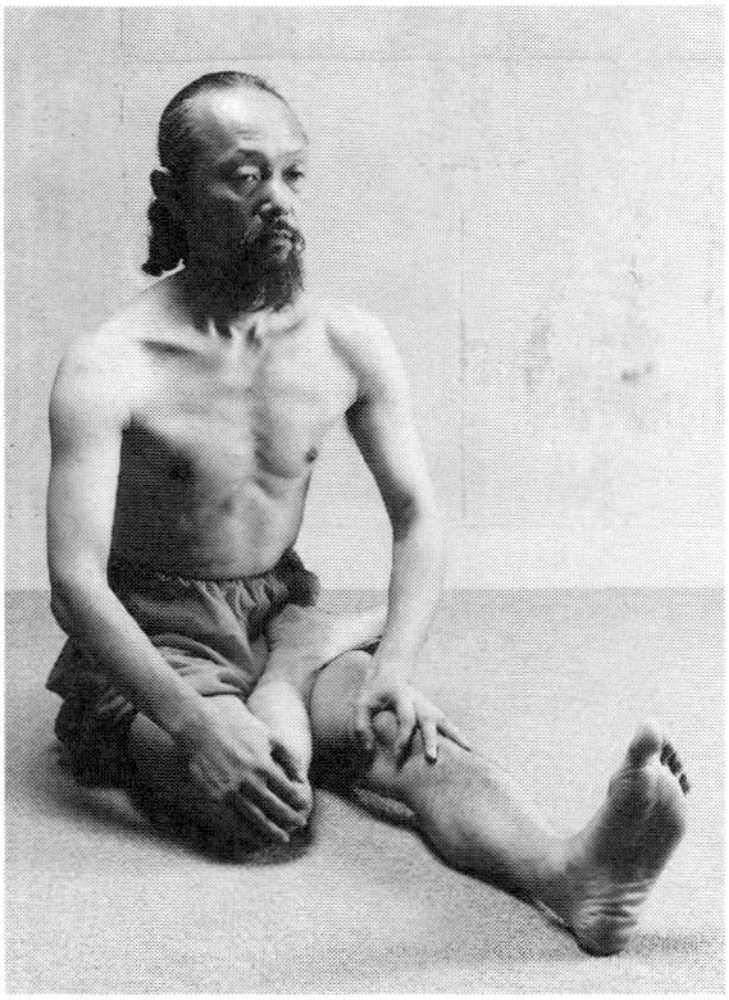

写2　ひざを寄せる

問題なのは柔軟さではなくどこまであきらめずに続けるかである。途中であきらめると、そこからの前進は望めない。逆に言えば、どんなに身体が固くてもあきらめなければ、可能性はどこまでも広がることになる。

まずは、「右足を内側に折り曲げ、左足のつけ根に乗せる」という動きを実践してみよう。右足を乗せたら、右足のどの部分が左足の上に乗っているかをチェックする。関節の柔らかい人なら、右足の甲が左足のつけ根に乗り、柔軟度が足りないと、つけ根に乗せるのは難しく、どうしても大腿部の上に乗ることになる。その場合は、足先を少しずつ手前に引き寄せるように努力する。

▲アプローチをする

次に「折り曲げた右足のひざを床に近づける」のだが、この「近づける」というのは重要なキーワードである。何かを何かに近づけるとき、どの程度努力をして、どこであきらめるかということが大切なチェックポイントになるからである。

背中で手をつなぐというアーサナ（ポーズ）があるが、手が届かない人を見ていると、たいていの場合にはあきらめるのが非常に早い。だが、あきらめた段階で可能性が消えてしまう。繊細な観察力と目に見えない努力を惜しまない姿勢があれば、可能性はどんどん広がる。その姿勢こそ「クンダリニー覚醒」への重要なステップとなるのだ。

さて、「折り曲げた右足のひざを床に近づける」の実践方法だが、まず右手でひざを上から押さえ、ゆっくりと吐く息に合わせながら注意深く押していく。ひざが床からかなり離れていても問題ない。ひざを押すときの意識や繊細さが重要なのである。物理的な力はできるだけ使わないようにして、必要最小限の力だけにする。

吐く息とタイミングを合わせる手のひらの感触に注意を向ける。最初のうちは、吐く息に合わせて押すと、ひざが床に近づくのがはっきりと分かる。

問題はその先である。

吐く息に合わせて押していき、それ以上ひざが床に近づかなくなってからもさらに注意深く押すようにする。3～5呼吸は押すようにして、その感触を確かめておく。

そして「さらに余裕のある人はそのひざを伸ばしている左足のひざの方へ寄せる」となる。これは、余裕がなければ無理にやる必要はないが、少なくともその方向へ寄せようというアプローチはした方がよい。たとえば、平行線に見えてもほんの1ミリずつでも近づけば、それはどこかで交わることになる。アプローチをするのとしないのでは雲泥の差がある。

右足を終えたら左足でも行う。

◎合蹠《がっせき》

▲足の裏を合わせる

ひざを近づける動作が重要視されるものに、バッダコーナ・アーサナ（合蹠）がある。行法は「両足の裏を合わせ、かかとをなるべく体の方に寄せる。両手でひざを押さえ、吐く息に合わせて床の方へ近づける（写真3）」という動作である。

これも繊細な観察力と、目に見えない努力を惜しまない姿勢が必要なのは言うまでもない。拙著『実践ハタ・ヨーガ上巻』では、修行者へのヒントを書いたが、さらにいくつかのチェックポイントを書き加えてみよう。

まず『実践ハタ・ヨーガ上巻』に書いた点を要約すると、「どんなに床に近づいても、ひざが床につくことはほとんどないので、油断しないこと」「ひざをほんの少し押した

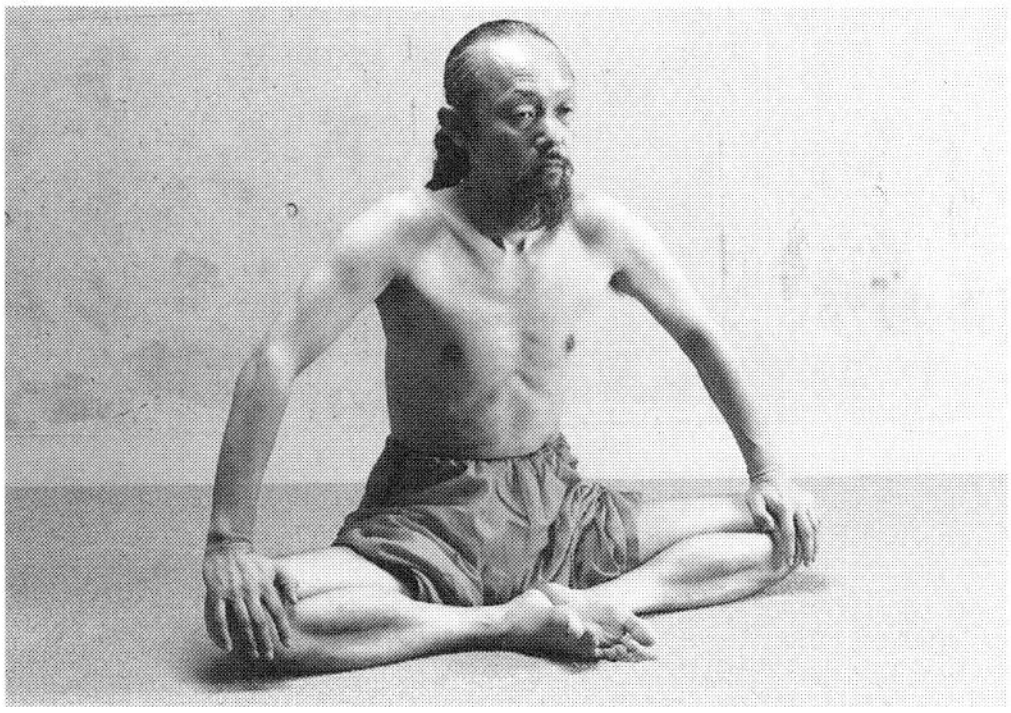

写3　合蹠

ときに身体がどんな反応をするか、細かくていねいに観察しながら1ミリでも床に近づけようとすること」「ひざの内部に押す圧をジワジワと浸透させる」などである。

これを、具体的な技法として実践するためのヒントは以下の通り。

まず足の裏を合わせたときに、その接する面が左右のどちらにも片寄らないで中央に位置するのが望ましい。そして、いったんかかとを体の方へ引き寄せてから背すじを伸ばす。このとき、かかとが多少戻ってしまうのはかまわないが、ひざから下とひざから上に注意を向けて、不必要な力や緊張がかかっていないか確かめるようにする。そして、その緊張を解きつつ合蹠の状態を保持する。

▲ひざを床に近づける

そこから、ひざを床に近づけるために両手をひざの上に置く。この段階で、ひざが床からかなり離れている人と、逆にかなり床に近づいている人がいる。しかし、どんなに床に近づいていてもひざは「床についてない」ということを理解してほしい。

そのひざを、注意深くていねいに床に近づけるようにする。手でひざを圧《お》すときは、ゆっくりと吐く息に合わせて、少しずつ力をかけていく。このとき、手だけで圧そうとすると雑になるので、体全体を使って圧すようにする。

それと、ひざを圧したときに、左右での違いに注意を向けるようにする。違いは必ずあるので、どんなに小さな違いも見逃さないこと。左右差は見つけることが大事で、ことさら片方だけ多く圧したりする必要はない。

ここまでは基礎という意味で重要で、ここから先の行法はクンダリニー覚醒に直結したものになる。

◎メビウス行法

▲腰の回転の重要性

腰は月の要《かなめ》と書く。月は肉の意味で肉体を表すので、腰は「肉体のかなめ」という意味合いになる。腰の安定度と柔軟度は、いろいろな分野で重要視されている。

「腰がある」と言えば、弾力性がある、粘りがあるという意味になる。「腰つき」というと、姿勢や構えを指す。「腰が弱い」とは、持ちこたえる力がない、意気地がないということである。「腰を入れる」は本気になる、覚悟を決めるという意味だ。

「腰砕け」だったり「腰が引ける」ようでは具合が悪い。何を行うにも「腰が定まる」必要があり、「腰を落ち着けて」ものごとに対処しなければならない。

それほど重要な「腰」を自在にコントロールできれば、人生において何ひとつ不自由がなくなるのだが、それを実感できるのは、実際にそういった行法を実践している人だけだろう。

たとえば、一口に腰を動かすといっても、自在に腰を動かすのは簡単ではない。

右腕はすぐにグルグル回せるし、首を回すのも比較的やりやすい。ところが、腰は思うほど簡単ではない。なぜなら、腰だけを単独で動かすことができないからである。腰を動かそうとすると、当然足も動くし胴体も動く。そこで、腰をどのように動かせば「腰を動かした」ことになるのかが問題になり、細かなテクニックの必要性が生じてくる。

このメビウス行法を実践していると、健康法としての効果が顕著に現れる。血液のとどこおりやすい腰の血液循環がよくなると、様々な病気の根本原因が解消されるのである。

▲技法　腰の回転

最初に、1番目のキーワード「回転」から説明しよう。3段階に分けて練習するが、これから先の行法はクンダリニー覚醒に確実に至るための目安として、行法ごとにレベルを表記しておくので、一つひとつのレベルを着実にクリアしていってほしい。

また、今後スカ・アーサナ（安楽坐）、ヴァジュラ・アーサナ（金剛坐）などの坐法がでてくるが、詳細については、拙著『ハタ・ヨーガ』か『実践ハタ・ヨーガ上巻』を参考にされたい。

第1段階（レベル1）

肩幅ぐらいに平行に足を開いて立つ。両手を腰に当てるが、指先が前方を向くようにして、ひじが両肩の線と平行になるように張る。腰の前後動、左右動、回転を含むすべての動きの中心に位置するポイントを見つけ、最初にそこに腰の位置を安定させる（写真4）。

腰の前後動を4回と、左右動を4回行う。これは腰の前後左右の可動域の確認である。このとき、腰から足先までと、腰から頭頂部までが、なるべく一直線になるように注意する。特に、上半身が反《そ》ったり、背中が丸まらないように気をつけて、腰が真ん中になる「く」の字になるようにする。

腰の前後左右の可動域が確認できたら、いったん腰を右にもっていき（写真5）、その可動域の中で左回転をする。右からスタートしたら、前、左、後ろという順序で回すと左回転になる。このとき、ひじを張っている腕が前後にぶれないように、つまり、腰をひねらないようにする。両足先と頭頂部を固定点にして腰を回転するのである。

4回転終わって腰が右にきたら、いったん腰を中央に戻し、次に左にもっていってから、今度は右回転（時計回り）をする。左からスタートして、前、右、後ろという順序で回すと右回転になる。やはり腰をひねらないようにして4回転して腰が左にきたら、一度中央に戻す。

この左回転4回、右回転4回を1セットとして3セット行うが、各セットの間は立ったまま目を閉じて呼吸をととのえる。3セット終了したら、いったんスカ・アーサナ（安楽坐）になり（写真8）、気持ちを落ち着けてから第2段階に入る。

第2段階（レベル2）

第1段階と同じ内容を「ひざ立ち」で行う。第1段階より前後左右の可動域が狭くなるので、小さな円になる。

ひざ立ちになり、両手を腰に当てるが、手の甲が前方を向くようにして、ひじを両肩の線と平行になるように張る。腰の前後動、左右動、回転などを含めたすべての動きの中心に位置するポイントを見つけ、最初にそこに腰の位置を安定させる（写真6）。

腰の前後動を4回と左右動を4回行う。これは腰の前後左右の可動域の確認である。腰の前後左右の可動域が確認できたら、いったん腰を右にもっていき（写真7）、その可動域の中で左回転をする。右からスタートしたら、前、左、後ろという順序で回すと左回転になる。

ちょうど4回転終わって腰が右にきたら腰を中央に戻し、次に左にもっていってから、今度は右回転（時計回り）をする。左からスタートして、前、右、後ろという順序で回すと右回転になる。やはり腰をひねらないようにして4回転し、腰が左にきたら中央に戻す。

これも、左回転4回、右回転4回を1セットとして3セット行うが、各セット間はヴァジュラ・アーサナ（金剛坐）になり（写真9）、目を閉じて呼吸をととのえる。3セット終了したら、パヴァナムクタ・アーサナ（赤ちゃん坐）になり（写真10）、気持ちを落ち着けてから第3段階に入る。

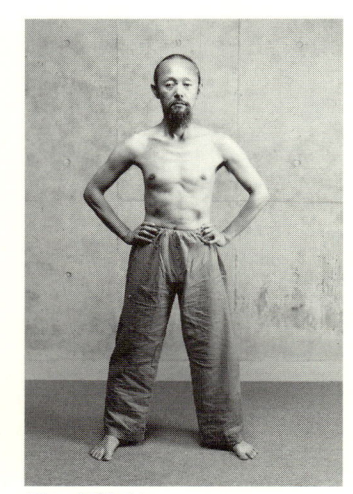

写4　肩幅で立つ

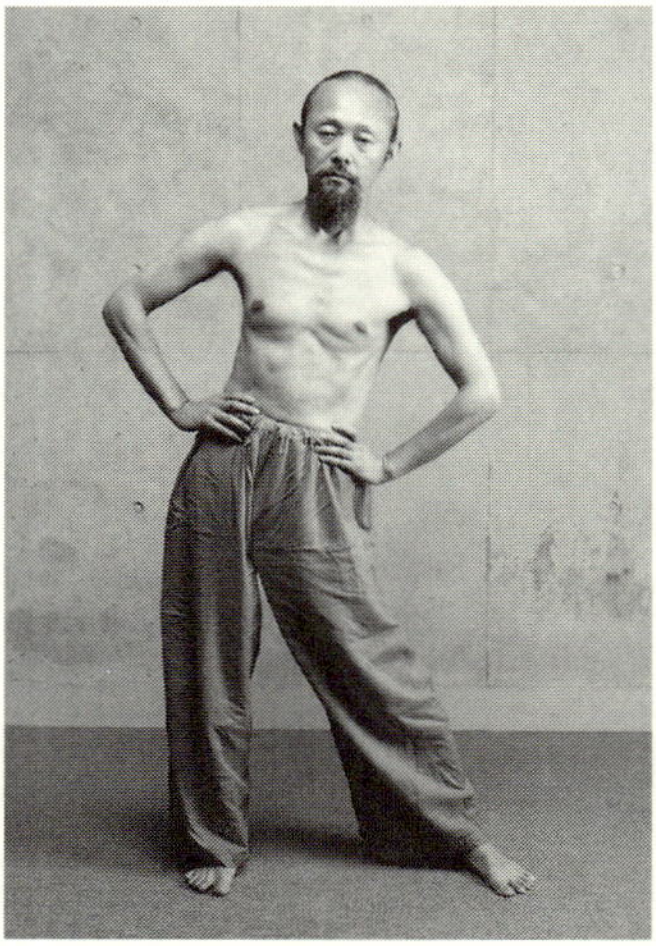

写5　立って腰を右に

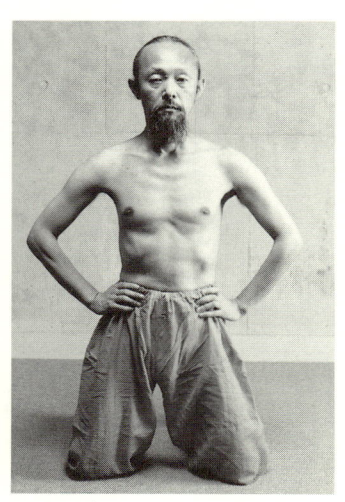

写6　ひざ立ち

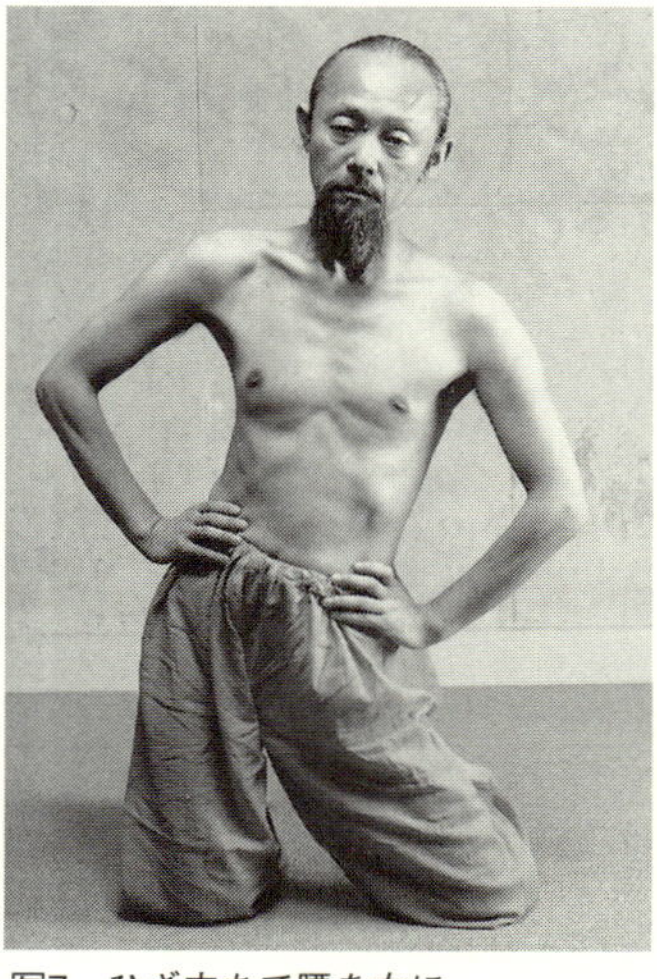

写7　ひざ立ちで腰を右に

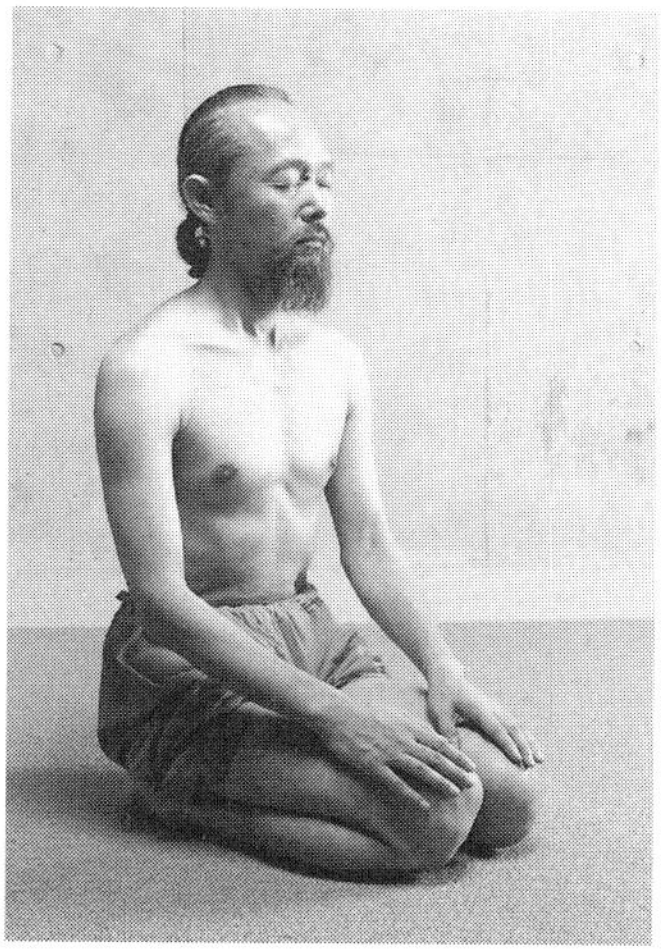

写9　ヴァジュラ・アーサナ（金剛坐）

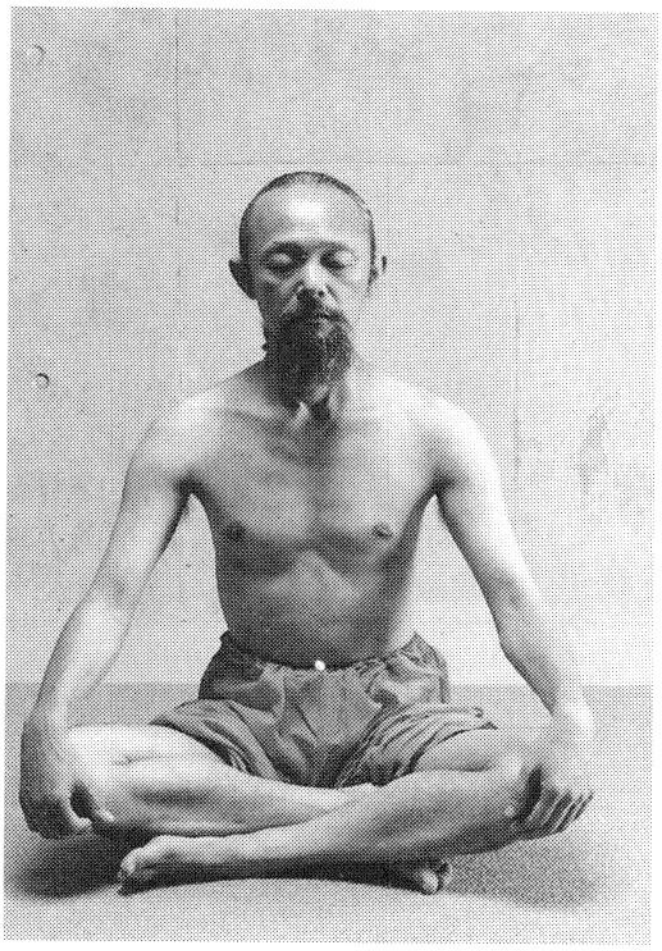

写8　スカ・アーサナ（安楽坐）

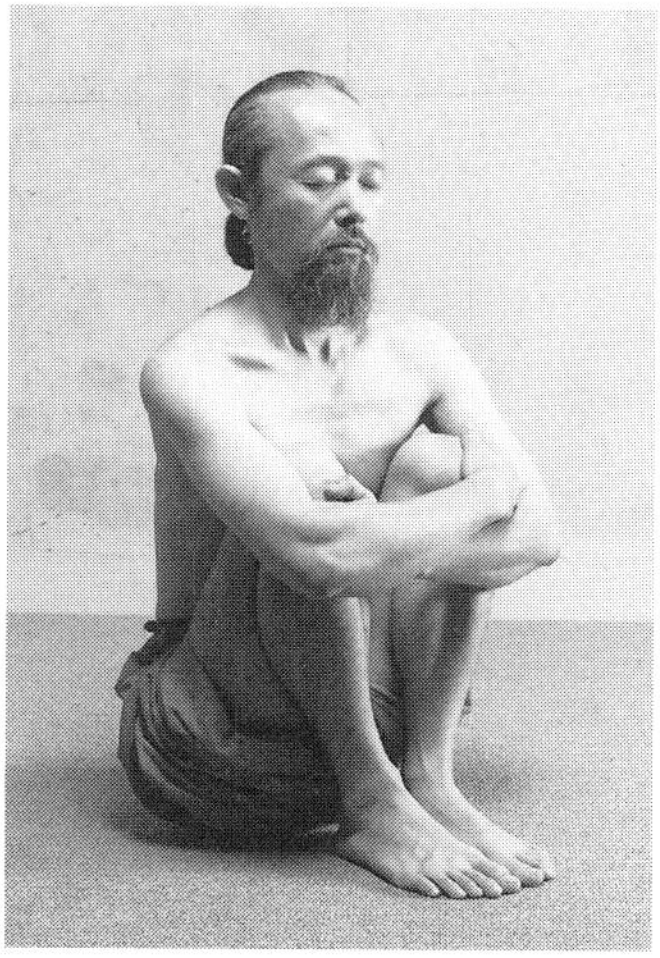

写10　パヴァナムクタ・アーサナ（赤ちゃん坐）

第3段階（レベル3）

腰が自由に動かせるような座り方をする。一般的には、スカ・アーサナ（安楽坐）が適当だろう。手はひざの上に乗せておく。腰の前後動、左右動、回転などを含めたすべての動きの中心に位置するポイントを見つけ、最初にそこに腰の位置を安定させる。

第1段階と同じ要領で、腰の前後左右の可動域の確認をしてから、左回転4回と右回転4回を3セット行う。第2段階より、さらに前後左右の可動域がせまくなるので、より小さな円になる。この場合も、頭頂部が中心点からずれないように注意する。

各セット間は、座ったまま目を閉じて呼吸をととのえる。3セット終了したらムリタ・アーサナ（死者坐）になり（写真11）、十分休む。

▲技法　横メビウス行法（∞）

キーワードの「回転」には右回転と左回転があるが、その両方をつなげると8の字の形になり、それにひねりの要素が加わるとメビウスの輪の状態になる。メビウスの動きは、シャクティチャーラニー・ムドラー（クンダリニー覚醒技法）実践の前に、必ず身につけておかな

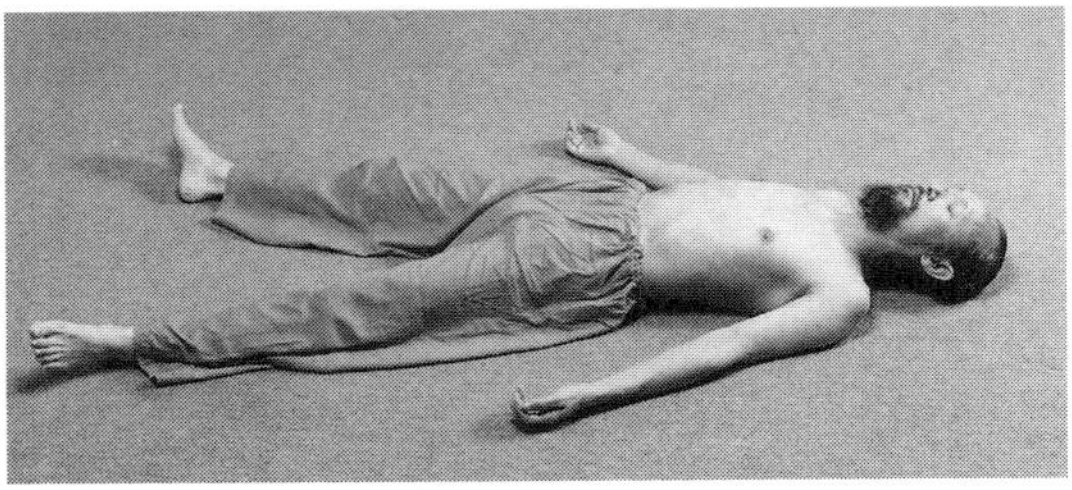

写11　ムリタ・アーサナ（死者坐）

ければならないものである。

第1段階（レベル4）

肩幅ぐらいに平行に足を開いて立つ。両手を腰に当てるが、手の甲が前方を向くようにする。ひじを両肩の線と平行になるように張る。腰の前後動、左右動、回転などを含めたすべての動きの中心に位置するポイントを見つけ、最初にそこに腰の位置を安定させる（写真4）。

1、その中心点をスタート位置とし、右前方、右、後ろ、中心点の順で右側できれいな円を描く。
2、中心点に戻ったら、続けて左前方、左、後ろ、中心点という具合に左側できれいな円を描く。
3、右で円を描き、左で円を描き中心に戻ってきたところで1回として、4回を1セットと数える。
4、3セット行うが、各セット間は立ったまま目を閉じて呼吸をととのえる。3セット終了したらいったんスカ・アーサナ（安楽坐）になり、気持ちを落ち着けてから第2段階に入る。

無限大マーク（∞）をイメージすればよいが、とにかく必ず中心点に戻るようにする。円の大きさは小さくても、ていねいできれいに描ければよい。上半身、特に頭、首、胸などで描いてしまうことがあるので注意したい。腰から足先までと、腰から頭頂部までを、なるべく一直線にして、上半身が反ったり背中が丸まらないように気をつけて、腰を中心とした「く」の字になるようにする。

第2段階（レベル5）

第1段階と同じ内容を「ひざ立ち」で行う。第1段階より前後左右の可動域がせまくなるので、小さな動きになる。これも4回を1セットとして3セット行うが、各セット間はヴァジュラ・アーサナ（金剛坐）になり（写真9）、目を閉じて呼吸をととのえる。3セット終了したら、パヴァナムクタ・アーサナ（赤ちゃん坐）になり（写真10）、気持ちを落ち着けてから第3段階に入る。

第3段階（レベル6）

腰が自由に動かせるような座り方をする。一般的にはスカ・アーサナ（安楽坐）が適当だろう。手はひざの上に乗せておく。腰の前後動、左右動、回転などを含むすべての動きの中心に位置するポイントを見つけ、最初にそこに腰の位置を安定させる（写真8）。

第1段階と同じ要領で、腰の前後左右の可動域の確認をしてから、4回を1セットとして3セット行う。第2段階よりさらに前後左右の可動域がせまくなるので、より小さな動きになる。頭頂部がずれないようにする点も、腰の回転の第3段階と同じである。

各セット間は、座ったまま目を閉じて呼吸をととのえる。3セット終了したら、ムリタ・アーサナ（死者坐）になり（写真11）、十分に休む。

▲技法　縦メビウス行法（8）

この行法では、なめらかなラインを描くことを習得する。自分のしている腰の動きを細かく観察できると、必ず角張った動きが生じているのが分かってくる。それが見つかれば、その角張った動きをなるべく減らすようにする。

第1段階（レベル4）

足を平行に、肩幅ぐらいに開いて立つ。両手を腰に当てるが、そのとき手の甲が前方を向くようにする。ひじを両肩の線と平行になるように張る。腰の前後動、左右動、回転などを含めたすべての動きの中心に位置するポイントを見つけ、最初にそこに腰の位置を安定させる（写真4）。

1、中心点をスタート位置として、右前方、前、左、中心点という順に、前できれいな円を描く。
2、中心点に戻ったら、続けて右後方、後ろ、左、中心点の順に、後できれいな円を描く。
3、前で、次に、後ろで円を描き、中心に戻ったら1回として、4回を1セットと数える。
4、3セット行うが、各セット間は立ったまま目を閉じて呼吸をととのえる。3セット終了したらスカ・アーサナ（安楽坐）になり（写真8）、気持ちを落ち着けてから第2段階に入る。

ちょうど8の字をイメージすればよいが、これもまた必ず中心点に戻るようにする。頭、首、胸を使って描かないようにすることと、腰から足先までと、腰から頭頂部までが、なるべく一直線になるようにするのは前述の行法と同じである。

第2段階（レベル5）

第1段階と同じ内容を「ひざ立ち」で行う。第1段階より前後左右の可動域が狭くなるので、小さな動きになる。これも4回を1セットとして3セット行うが、各セット間はヴァジュラ・アーサナ（金剛坐）になり（写真9）、目を閉じて呼吸をととのえる。3セット終了したらいったんパヴァナムクタ・アーサナ（赤ちゃん坐）になり（写真10）、気持ちを落ち着けてから第3段階に入る。

第3段階（レベル6）

腰が自由に動かせるような座り方をする。一般的には、スカ・アーサナ（安楽坐）が適当だろう。手はひざの上に乗せておく。腰の前後動、左右動、回転などを含むすべての動きの中心に位置するポイントを見つけ、最初にそこに腰の位置を安定させる（写真8）。

第1段階と同じ要領で、腰の前後左右の可動域の確認をしてから、4回を1セットとして3セット行う。第2段階よりさらに前後左右の可動域がせまくなるので、より小さな動きになる。頭頂部がずれないようにするのも同じである。

各セット間は、座ったまま目を閉じて呼吸をととのえる。3セット終了したらムリタ・アーサナ（死者坐）になり（写真11）、十分に休む。

▲技法　横縦メビウス行法Ⅰ

1、中心点をスタート位置として、右前方、右、後ろ、中心点の順に右側できれいな円を描き、中心点に戻ったら、そのまま続けて左前方、左、後ろ、中心点という順に左側できれいな円を描く。

2、中心点に戻ったら、さらに続けて右前方、前、左、中心点の順に前できれいな円を描き、中心点に戻ったら、右後方、後ろ、左、中心点の順に後ろできれいな円を描く。

3、右で円を描き、左で円を描き、前で円を描き、後ろで円を描き中心に戻ってきたところで1回として、4回を1セットと数える。

4、第1段階（レベル7）では立ったまま3セット行い、各セット間は立ったまま目を閉じて呼吸をととのえる。3セット終了したらスカ・アーサナ（安楽坐）になり（写真8）、気持ちを落ち着けてから第2段階に入る。

5、第2段階（レベル8）はひざ立ちで3セット行い、各セット間はヴァジュラ・アーサナ（金剛坐）になり（写真9）、目を閉じて呼吸をととのえる。3セット終了したらパヴァナムクタ・アーサナ（赤ちゃん坐）になり（写真10）、気持ちを落ち着けてから第3段階に入る。

6、第3段階（レベル9）は座って3セット行い、各セット間は座ったまま目を閉じて呼吸をととのえる。3セット終了したらムリタ・アーサナ（死者坐）になり（写真11）、十分に休む。

▲技法　横縦メビウス行法Ⅱ

「横縦メビウス行法Ⅰ」ではすべて中心点にもどるが、この「横縦メビウス行法Ⅱ」では、中心点を通らず大きく弧を描くテクニックが入る。

1、中心点をスタート位置として、右前方、右、後ろ、中心点の順に右側できれいな円を描き、中心点に戻ったら、そのまま続けて左前方、左、後ろときれいなメビウスを描く。

2、横メビウスの最後で後ろまできたら、中心点に戻らず大きな弧を描いて右前方に持っていき、縦メビウスにつなげる。

3、横メビウスの後ろから大きく弧を描いて右前方、前、左、中心点という順に前できれいな円を描き、中心点に戻ったら、右後方、後ろ、左ときれいなメビウスを描く。

4、右で円を描き、左で円を描き、弧を描いてさらに前で円を描き、後ろで円を描いたところで1回として、4回を1セットと数える。

5、1回目から2回目につなげるときは、中心点に戻らず大きな弧を描くようにする。同じ要領で2回目から3回目へ、3回目から4回目へとつなげて、最後に中心点に戻って1セット終了となる。

6、第1段階（レベル7）では、立ったまま3セット行い、各セット間は立ったまま目を閉じて呼吸をととのえる。3セット終了したらスカ・アーサナ（安楽坐）になり（写真8）、気持ちを落ち着けてから第2段階に入る。

7、第2段階（レベル8）はひざ立ちで3セット行い、各セット間はヴァジュラ・アーサナ（金剛坐）になり（写真9）、目を閉じて呼吸をととのえる。3セット終了後はパヴァナムクタ・アーサナ（赤ちゃん坐）になり（写真10）、気持ちを落ち着けてから第3段階に入る。

8、第3段階（レベル9）は座って3セット行い、各セット間は座ったまま目を閉じて呼吸をととのえる。3セット終了したらムリタ・アーサナ（死者坐）になり（写真11）、十分に休む。

このレベル1からレベル9までを、しっかりと身につけることが、クンダリニー覚醒を果たすために重要である。腰の描きだすラインは図1を参考にしてほしい。この動きを頭を使わずに体でこなせるようにしなければならない。細胞に覚え込ませ、潜在意識に納得させるのが目標である。

図1　メビウス行法

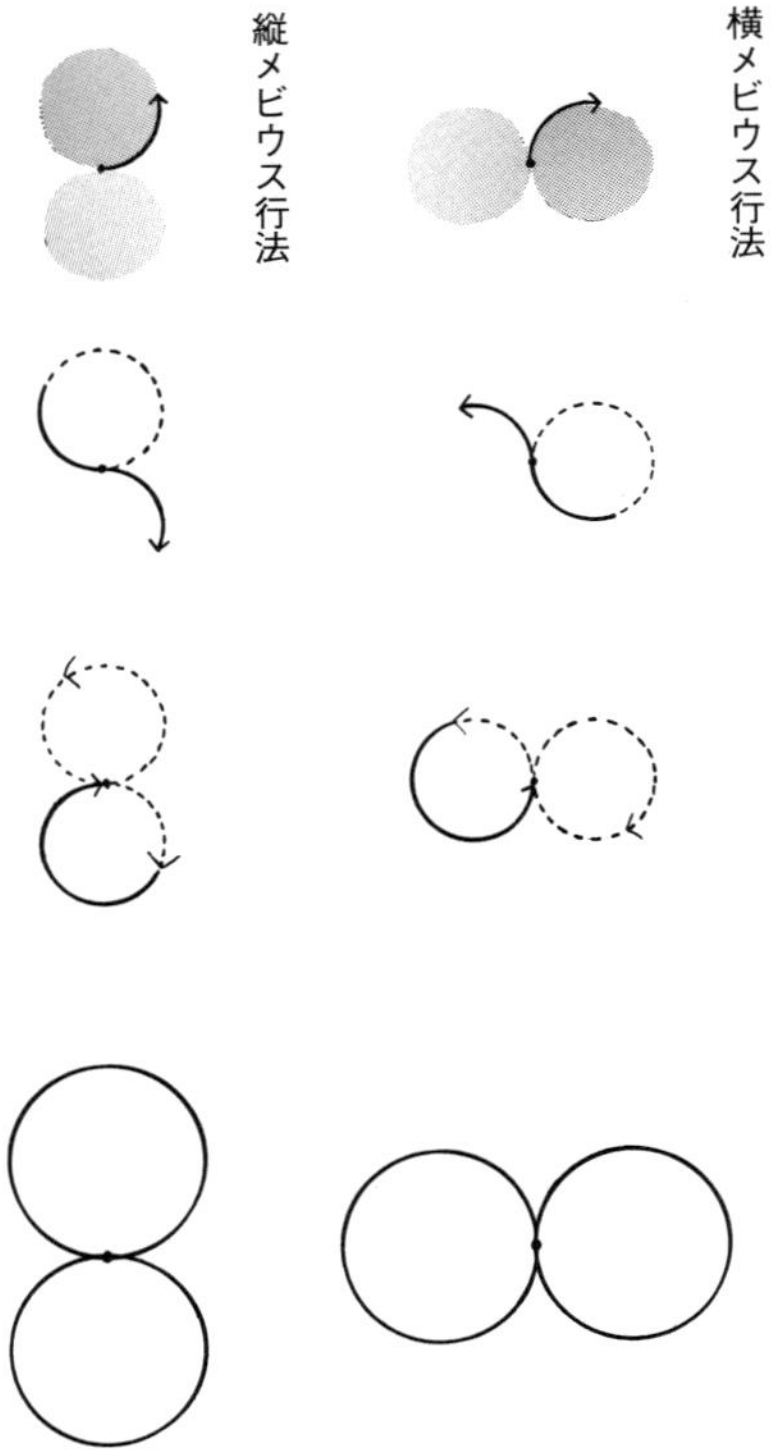

横縦メビウス行法 I

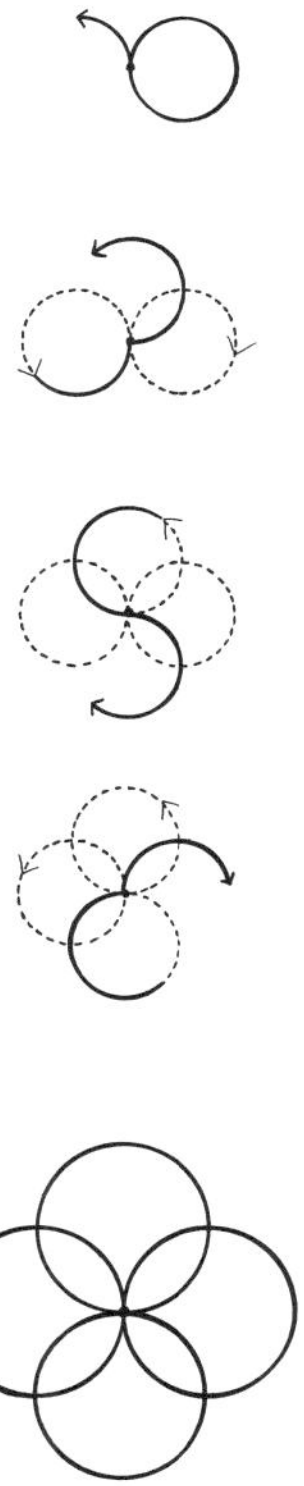

横縦メビウス行法 II

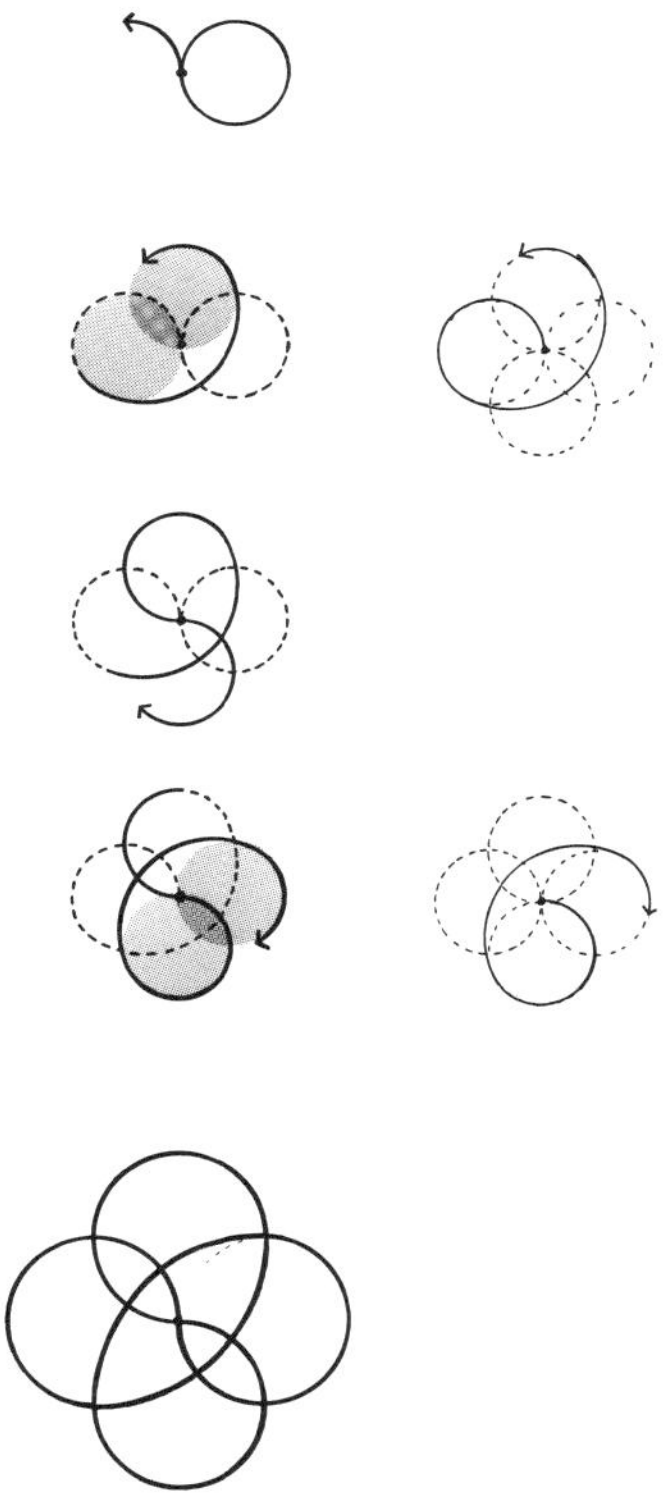

◎第3輪〈本格行法〉

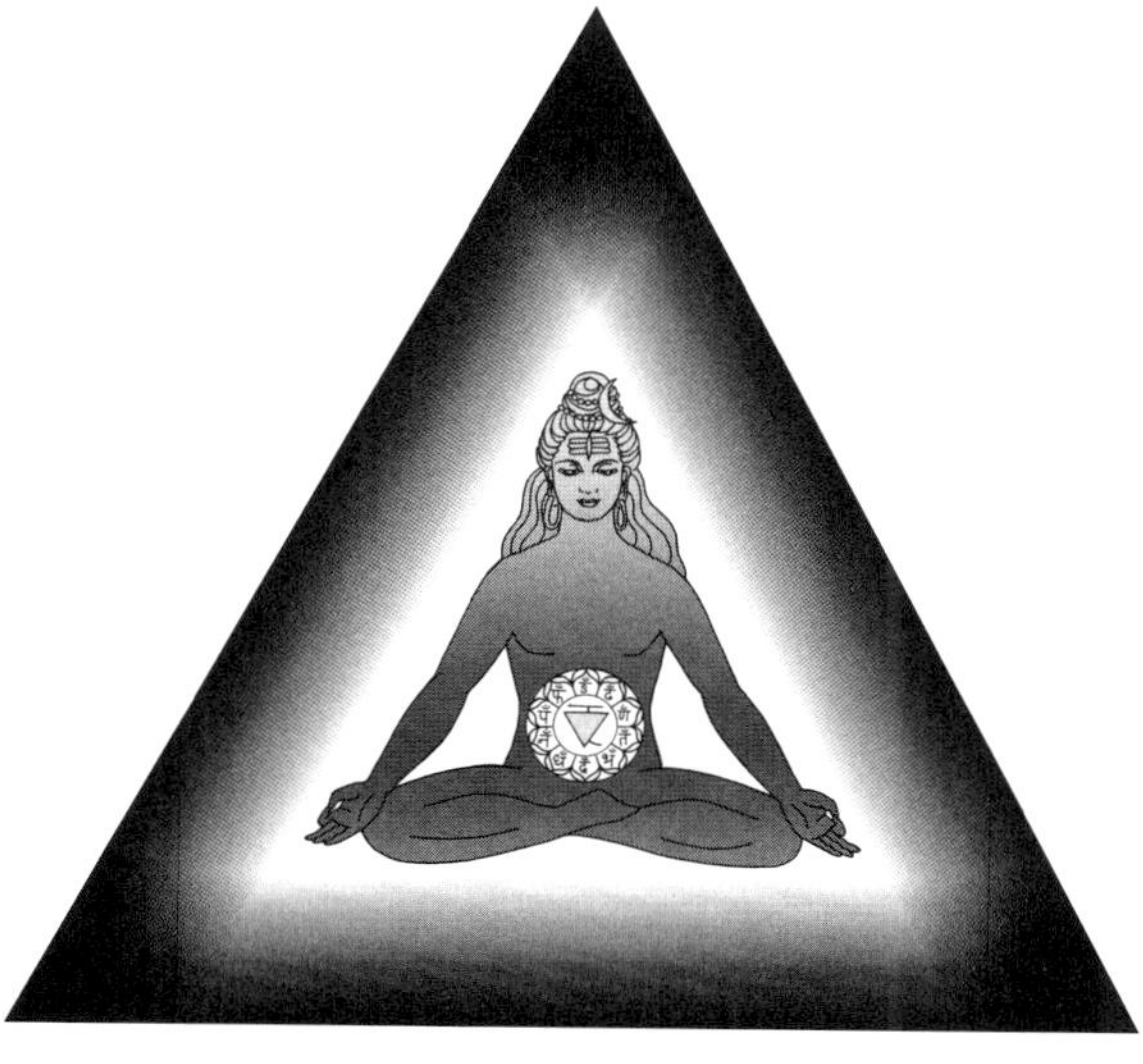

マニプーラ・チャクラ（臍部チャクラ）

マニプーラ（宝石の町）チャクラ（輪）という名の第3のチャクラ（輪）。臍の領域に位置し、肉体上の太陽神経叢に対応している。10の花弁を有する青い蓮華で、それぞれの花弁にサンスクリット語のḍa, ḍha, ṇ, ta, tha, da, dha, na, pa, phaが書かれている。この蓮華の中には赤い三角形があるが、ここがアグニ・マンダラ（火の領域）であり、アグニのビージャ（火の種子）がここにある。このチャクラの支配神はマハールドラ神とラーキニー・シャクティ女神という説と、ヴィシュヌ神とラクシュミー女神という説がある。マニプーラ・チャクラは、火の要素、太陽、月経（ラジャス）、消化をつかさどるサマーナ・ヴァーユや視覚などに関係している。瞑想の効果として、学問と才能の向上が挙げられる。

◎修行の構え

▲シールシャ・アーサナの修行

わたしの指導方法の中には「修行クラス」がある。最初にシールシャ・アーサナ（頭立ち）を長時間実践し、その後アーサナ（ポーズ）を連続しておこなってから、アイマスクで目隠しして片足立ちでのバランスのタイムを取り、両腕で体を支えるバランスのタイムも取る。

さらに時間があれば、アーサナを連続して実践するという内容である。

ヨーガ教室には、多種多様な目的をもった人がやって来る。美容、健康、ストレス解消、精神修養、肥満防止など本当にさまざまだ。

したがって、普段の授業では、それらすべての目的に効果があるようにスケジュールを組んでいるが、その分本格的に修行に取り組みたい人には多少物足りないかもしれない。

そこで、本格的に修行に取り組みたい人のために「修行クラス」を開設したのである。

通常のクラスでは、準備運動から始め、休みを入れながら基本的なアーサナ（ポーズ）をいくつか実践する。しかし、修行クラスではすぐに、ヨーガの王様と言われるシールシャ・アーサナ（頭立ち）から始める。

この方法は、26年前、わたしがインドのヨーガ行者から直接教わったものだが、一般的ではないので教室での実践に取り入れるのを控えていた。だが、本格的に修行したいという人が近年増えてきたので、この方法を取り入れた修行クラスを開講したのである。

修行クラス開講当初は、頭立ちで30分以上保つことを第一段階の目標とした。その後、どんどん時間数が伸びて、1999年10月の時点で7時間46分55秒という記録が出るに至っている。

長時間頭立ちを続けることで一定の集中状態が得られ、瞑想のレベルとしても高いものが得られる。また、その間自分の内部を細かく観察することで、エネルギーの通路であるナーディー（意識路）をしっかりと認識できるようになる。

▲片足立ちのバランス修行

アイマスクで目隠しをして片足立ちのバランスをすると、最初は数秒間でバランスを崩してしまうことが多い。しかし、これも修練を積み重ねていくと長時間保つことができるようになる。この記録も1999年10月の時点では、右足で立つ片足立ちが2時間0分18秒で、左足で立つ片足立ちが3時間20分53秒である。

いずれも、アイマスクで目隠しして片足立ちでバランスを保っている時間である。実際にやってみると分かるが、アイマスクで目隠しして長時間保つのはかなり難しい。ここまで長時間保てるようになると、肉体の細かなコントロール能力が飛躍的に伸びる。

両腕で体を支えるバランス保持では、最高記録が25分2秒である。これはバランス能力や腕力にも関係あるが、それよりも大きく影響するのが精神力である。肉体的に保てなくなる前に、精神的に持続できなくなることの方が多い。つまり、あきらめてしまうのだ。あきらめないで続けることで、心のコントロール能力がつくのである。そして、肉体と精神のコントロール能力が身につけば、自分自身を冷静に細かく観察することができるようになる。

このような修練を続けることで、繊細なエネルギーの流れをつかみ取れるようになり、クンダリニーエネルギーの活用が可能になる。ある一定の状態を長時間保ち続けることができるようになると、瞑想能力も飛躍的に伸びるのは確実だ。

▲絶えず精進する

一つのアーサナ（ポーズ）を長時間保つことで、クンダリニー覚醒の下準備がかなりととのう。本格的に取り組みたい人は、自分で「修行クラス」と同じ修行を実践してみるといいだろう。ただし、単に時間数だけを伸ばそうとするのではなく、保っている間、自分の状態をしっかりと把握していなければならない。

たとえ、シールシャ・アーサナ（頭立ち）を頑張って3時間保てたとしても、力つきて倒れてしまうようでは駄目で、そのまますぐにアーサナ（ポーズ）を連続していかなければならない。それには頭立ちを体力の限界まで保つのではなく、冷静に終えなければならない。

本格的な修行は、ただがむしゃらに実践するものではない。むしろ冷静に、自分の状態を常に把握しながら実践するべきものである。とりわけ、「クンダリニー覚醒技法」であるシャクティチャーラニー・ムドラーを体得するつもりならば、あくまで冷静に取り組まなければならない。

また、本格的な修行というのは地道な修行でもある。シャクティチャーラニー・ムドラー体得のためには、もっとも重要な行法であるムーラバンダを徹底的に実践しつづける必要がある。ヨーガ経典には、「マントラ（真言）を10万回唱えること」とか「１００万回唱える」といったことが書いてあるが、これは修行の基本を説いているのである。

マントラを唱えると「解脱《げだつ》できる」と書いてあっても、１０００回や1万回唱えた程度で解脱できるわけがなく、１００万回単位のレベルで考えなければならない。しかも、単にマントラを唱えつづけるだけでは駄目で、マントラを唱えることで自分自身が純粋状態に近づかなければ解脱には至れないだろう。

この「本格行法」の中で詳細に解説しているムーラバンダ行法も、１００万回はスタートラインにやっと立てるという程度の回数である。ムーラバンダは、回数も積み重ねて内容も充実させなければ体得できないし、シャクティチャーラニー・ムドラーの役にも立たない。

確かなものを手中に収めるために、地道な努力が欠かせないのは当然のことである。

◎呼吸行法

▲正確に息を止める

ヨーガの究極の状態に「ケーヴァラ・クンバカ」というのがある。息を吸っているのでも吐いているのでもなく、自然に訪れる止息状態とされている。これは、ヨーガの修行法に熟達した結果、最終的に得られるもので、単に息が止まったり息を止めたりするのではない。

よって、ケーヴァラ・クンバカそのものを練習するのはナンセンスだが、具体的に息を止めるという行為はいろいろな意味で、ヨーガの修行として効果的である。実際、わたしもハタ・ヨーガやクンダリニー・ヨーガの研修の折りに、息を止めるという修行法を何度か参加者に実践させている。

インドのヨーガ行者の中には、地面に頭を突っ込んだまま何時間も静止して、肛門から呼吸しているという人がいるが、そのケースはたぶん鼻か口からも呼吸しているのだろう。そのヨーガ行者の修行法は（本人にとっては）正しいのだと思うが、肛門からだけ呼吸しているのではないと思われる。

また、土中に埋まり、何十日間も深い瞑想状態で呼吸さえもしないという修行をする行者もいるが、これも深い瞑想状態でいるのは確かとはいえ、わずかだが呼吸はしている。

最も正確に息を止めるには、水中で行うのが一番である。人間は水中では、空気ボンベに頼るか、潜水艦の中にいるのでもなければ空気を吸い込むことができないからだ。したがって、水中にいる時間が、すなわち息を止めていられる時間ということになる。アプネア（閉息潜水）というスポーツを実践している人たちは、かなり長時間息を止めて水中にいることができるが、それでも現段階では7分台前後が最高だろう。

わたしが知っている範囲では、たしかフランス人だったと思うが、テレビ番組で水中で息を止めて、8分台の記録を出したのを見たことがある。それ以上は何らかのトリックを使うことなしには無理だろう。普通は1分を超えるだけでも大変だと思われる。

▲マーラーを使う

以下の行法では、時間数や回数を数えるのにマーラー（数珠《じゅず》）を使用する。できれば、日本の仏教で使う数珠ではなく、ヒンドゥー教徒が使用するマーラーがよい。日本の数珠は108個の数珠に2カ所以上の数取りポイントがある場合があるので使いにくい。インドのマーラーはポイントが1カ所だけなので使いやすい。

インドのマーラーは、1周108個の数珠と房《ふさ》つきの数珠1個でできている。房がついている数珠が、スタートと終了の目安になる。

マーラーは、右手の人差し指と中指の間にかけて、親指で数珠を1つずつ進める。房つきの数珠の先の1つ目から手前に向けてマントラ（真言）を唱えながら、数珠を1つずつ進める（写真12）。

もし、日本の数珠を使うのであれば、数取りポイントを1カ所にして、それ以外の余計な数珠は無視すればよい。インドのマーラーは、外国の民芸品などを扱っている店で探してもいいし、あるいはビーズ玉などを使い自分で作ってもいい。クンダリニー覚醒へ向けての行法を実践するつもりならば、この後もマーラーを使う行法がいくつもあるので、各自用意してもらいたい。

▲止息行法（レベル10）

さて、クンダリニー覚醒へ向けての息を止める修行は、研修では実践者と観察者が組んで行う。

実践者は、口を閉じて息を少し吸い込んだ状態にして、指で鼻孔をふさぐ。右手を軽く握った状態で、親指で右の鼻孔をふさぎ、中指の折り曲げた関節部分で左の鼻孔をふさぐ。

観察者は、指で鼻孔がふさがれたところから、ストップウォッチで時間を計ると同時に、実践者が息を止

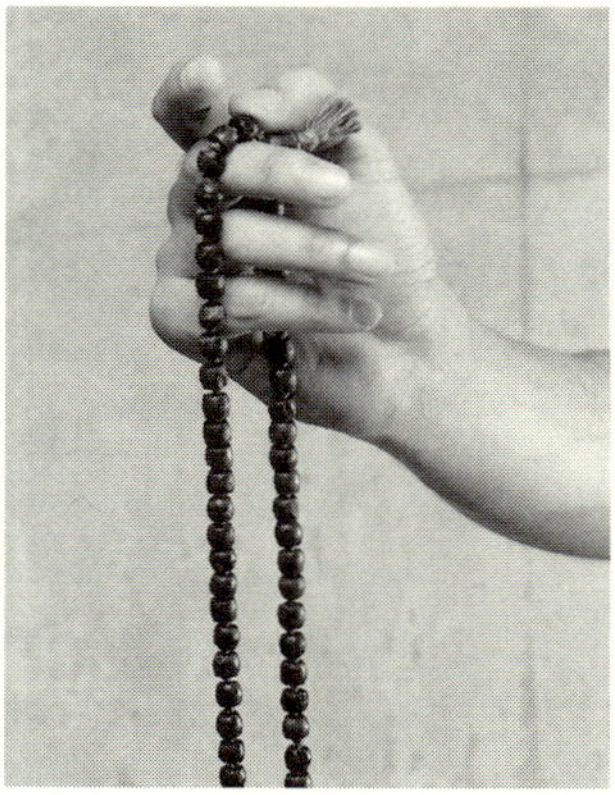
写12　マーラー

めている間の状態を観察する。実践者は、苦しくなったら鼻孔をふさいでいる指を離して終える。タイムを記録した後、観察者と実践者が交代して時間を計る。各々3回ずつ実践する。1分を超えるのを最初の目安とするとよい。2分を超えたら、かなり止息時間は長いと言える。

止息時間を延ばすのも大切だが、その間体内のエネルギー状態を繊細に観察することもクンダリニー覚醒には欠かせないことである。エネルギーの流れを繊細に観察すると、ナーディー（意識路）の存在を認識できる可能性が高くなる。くり返し「止息行法」を実践し、エネルギーの流れの観察能力を磨けば、ナーディーを実感できるようになる。

本格的に止息行法を実践するにはマーラー（数珠）を使う。

口を閉じて、息を少し吸い込んだ状態にしてから、のどを閉じて息を止める。この場合は1人で実践するので、喉をしっかりと閉じることができたら鼻孔を塞ぐ必要はない。アジャパジャパ（声を出さずにマントラを唱えること）で、「オームナマシヴァーヤ」を唱えながら、数珠を1個ずつ進める。

声に出して唱えると、大体1秒に1回位になる。それと同じ程度の速さで声に出さずに唱え、息を止めていられなくなるまで行う。マーラーを1周すると、「オームナマシヴァーヤ」のマントラを１０８回唱えることになる。1秒に1回位のペースなら計１０８秒になり、1分48秒間息を止めていたことになる。

その間、体内のエネルギー状態を繊細に観察することが重要なのは言うまでもない。マーラー1周分、息を止めて観察できるようになるまで練習する。安定して1周させることができたら、レベル10をクリアしたと考えてよい。それ以上は息を止める時間を延ばさず、その分観察力を高める努力をする。

▲マントラ呼吸行法

息を止めている行法に慣れたら、次に、止めるだけでなく呼吸全体をコントロールする練習に移る。基本的には、拙著『呼吸法の極意』で紹介した1対4対2の呼吸法だが、ここではその比率をマントラで取る点が異なる。また、マーラーを使うので完全に1対4対2ではなく、マーラー1周分でうまく数取りができるようにしている。

まず第1段階（レベル11）では、マーラーの4、20、27、31、47、54、58、74、81、85、101の数珠にはっきりと分かるように印《しるし》をつける。該当する数珠に、ビニールテープやセロファンテープなどを巻いたり、クリップを使ったりしてもいいだろう（写真13）。直接見なくても、数珠を繰っている親指の感触で、その数にたどり着いたことが分かればいい。

4、20、27などのところにテープが巻いてある数珠は、親指に伝わる感触が違うので、そこに来たら止める（または吸う、吐く）ようにすれば「4対16対7」の比率になる。

数取り準備ができたマーラーを右手にもち、いったん息を吐いてからスタートする。アジャパジャパ（声を出さずにマントラを唱えること）で「オームナマシヴァーヤ」を唱えながら、数珠を1個ずつ進める。オームナマシヴァーヤを1回唱えるごとに数珠を1個進め、吸い、止める、吐くというのを印ごとに変えていくと、4で吸い、16止めて、7で吐くという調子になる。1周すると4呼吸することになるが、最初は2周から練習を始め、安定して4周できるようにして、その間体内のエネルギー状態を繊細に観察する。この行法の場合には、数取りマーラーを越えて2周目に入るようにして、往復はしないようにする。

第2段階（レベル12）では、「6対20対10」という比率になるようにマーラーの印を準備する。6で吸い、20止めて、10で吐くとなり、1周で3呼吸になる。最初は2周から練習し、安定して6周できるようにして、その間体内のエネルギー状態を繊細に観察する。

ここまでできるようになったら、次は第3段階に入る。

第3段階（レベル13）は、「8対32対14」の比率になるようにマーラーの印を準備する。8で吸い、32止めて、14で吐き、1周

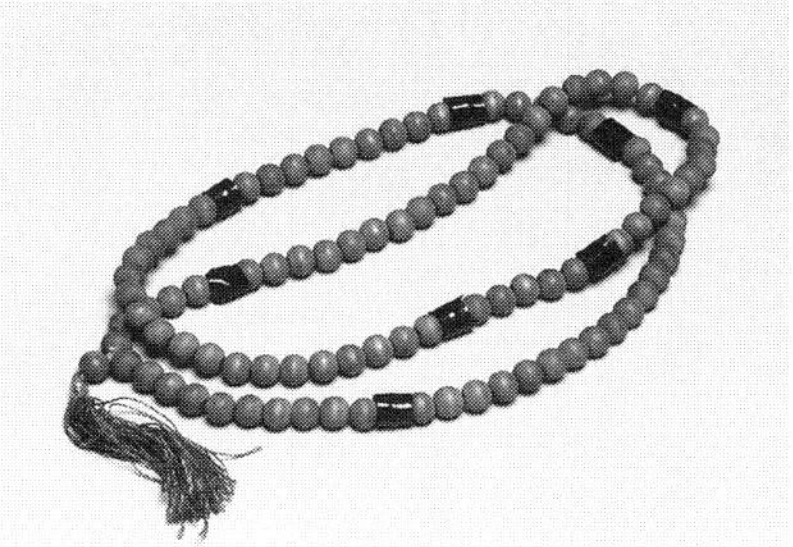

写13　数取りマーラー

で2呼吸になる。最初は2周から練習し、安定して8周できるようにして、その間体内のエネルギー状態を繊細に観察する。

この「マントラ呼吸行法」は、この「8対32対14」が最後となる。これをていねいに練習し確実にマントラを唱え8周して、その間の観察もちゃんとできるようになること。

順序よく第1段階から第3段階までを体得するのが理想だが、第1段階を2周できた時点で第2段階の練習に入ってもよい。そして、第2段階も2周できれば、続けて第3段階の練習に入ってもよい。いずれにしても、「8対32対14」で8周というのを確実にできるようになってほしい。

▲体内呼吸法

クンダリニー覚醒のためには、肉体内でのプラーナ（宇宙に満ちている根元的エネルギー）の流通をよくしておかなければならない。それには、体内での呼吸法を覚えるのが近道だ。体内での呼吸は、通常の息を吸ったり吐いたりすることではなく、息を止めている状態でプラーナの流れを意識的に動かすことである。

水中で素潜りをしていて苦しくなると、自然に腹部が動き、腹式呼吸のような状態になるが、これも一種の体内呼吸である。

体内での呼吸法の具体的な方法は、口を閉じて鼻孔をふさいだ状態で、息を吐いて吸う行為をくり返す。吐こうとすると、ふさいでいる鼻孔に、内部から出ようとする息の圧力がかかる。そして、吸おうとすると、鼻孔の中が真空状態になり、鼻翼が内側に吸いつけられる。首のところで確認するとよく分かるが、吐こうとすると首筋が若干ふくらみ、吸おうとするとのどの内部が真空状態になるので首筋にくぼみができる。

実際に呼吸をするのと同じペースで何回かくり返す。体内呼吸の際の音には、いくつかの種類があり、その1つとして聞こえる頭蓋骨のきしみ音は無視する。また、呼吸圧によって鼓膜が動かされる音や、眼球の周辺で生じる音も無視してよい。

それ以外の、瞬間的な音ではない持続した音を聞き取るようにする。

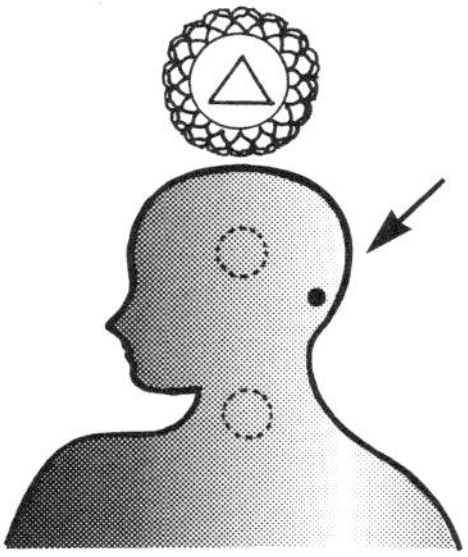

図2　ビンドゥ・チャクラ

行法（レベル14）

1、右手の親指を自然に伸ばし、他の4本の指は折り曲げて、関節部分で均等にずれるようにする（写真14）。

2、最初に少し息を吸いこんでから、親指先と小指の横で鼻孔を完全にふさぎ、息を止めた状態にしたまま、吐こうとして、次に吸おうとする。呼吸法のために意識してゆっくりとするのではなく、ふだん自然に呼吸をするときのペースで、8呼吸終えたところで指を離し、息を吐き出してから、呼吸をととのえる。

3、次に、少し息を吸いこんでから、親指先と薬指の横で鼻孔を指で完全にふさぎ、息を止めた状態にしたまま、吐こうとして、次に吸おうとする。10呼吸終えたところで指を離し、息を吐き出してから、呼吸をととのえる。

4、同じ要領で、親指先と中指を使い、12呼吸終えたところで指を離して、息を吐き出してから呼吸をととのえる。

5、同じ要領で、親指先と人差し指を使い14（又は16）呼吸終えたところで指を離し、息を吐き出してからムリタ・アーサナ（死者坐）になり、呼吸をととのえて体内の状態をしっかりと観察する。

6、1～5までを1セットとして4～8セット行う。慣れてきたら呼吸数の比率を増やしても構わない。

耳、目、血管などが圧迫されると身体の具合が悪くなるような人は、体内呼吸以外の行法を練習した方がいい。体内呼吸を行う場合には、あまり強い圧をかけないように注意して実践すること。

▲高度な体内呼吸法

ここまでの行法をすべてクリアしたら、高度な体内呼吸法を実践しても構わないだろう。行法は、前述の体内呼吸法を、息を吐いた状態から実践するだけである。行法はまったく同じでも、息を吸い込んだところから実践するのと、吐いたところから実践するのでは全く違ってくる。

行法（レベル24）

1、右手の親指を自然に伸ばし、他の4本の指は折り曲げて、関節部分で均等にずれるようにする（写真14）。

2、最初に、息を吐き終えてから、親指先と小指の横で鼻孔を完全にふさぎ、息を止めた状態にしたまま、吸おうとして、次に吐こうとする。呼吸法のためにゆっくりとするのではなく、ふだん自然に呼吸をしているときのペースで、8呼吸終えたところで指を離し、息を吸い込んでから呼吸をととのえる。

3、次に、息を吐き終えてから、親指先と薬指の

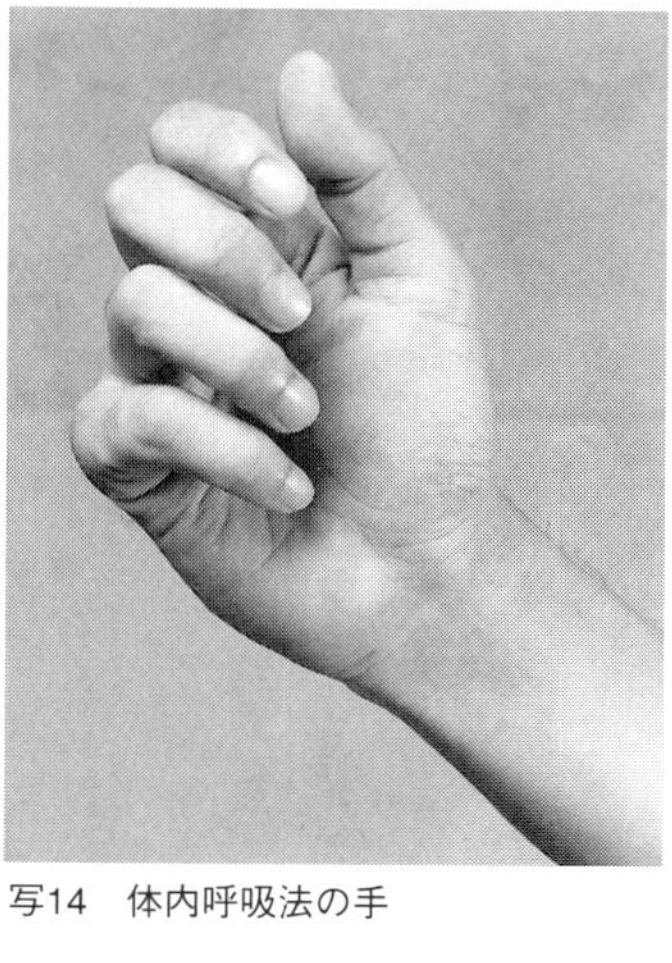

写14　体内呼吸法の手

横で鼻孔を指で完全にふさぎ、息を止めた状態にしたまま、吸おうとして、次に吐こうとする。10呼吸終えたところで指を離し、息を吸い込んでから呼吸をととのえる。

4、同じ要領で、親指先と中指を使い、12呼吸終えたところで指を離し息を吸い込んでから呼吸をととのえる。

5、同じ要領で、親指先と人差し指を使い、14（又は16）呼吸終えたところで指を離し、息を吸い込んでからムリタ・アーサナ（死者坐）になり、呼吸をととのえ体内の状態をしっかりと観察する。

6、1～5までを1セットとして4～8セット行う。慣れてきたら呼吸数の比率を増やしてもよい。

この高度な体内呼吸法では、実践してみると分かるが、かなり激しい体内の変化が確認できるだろう。特に、上半身の変化をしっかりと捉える必要がある。実践中にのどの周辺がつらくなったとしたら、その実践方法は間違っていない。その喉のつらさをコントロールすることがキーポイントだといっても差し支えないだろう。

この行法で、喉の周辺をコントロールするテクニックが上達すれば、シャクティチャーラニー・ムドラーの後半を無難に切り抜けられるはずだ。

◎ムーラバンダ行法

▲ムーラバンダとは

人間は、死ぬとすべての力が抜けてしまう。ハタ・ヨーガのアーサナ（ポーズ）の一つにムリタ・アーサナ（死者坐）がある。これは、仰向けに寝て、まるで死んだ人と同じように力が抜けて、あらゆる執着から解放された状態になる、という内容のポーズである。

人間は死ぬと、すべての力が抜けてしまうが、それが最もはっきりと分かるのは肛門である。生きている間は、どんなに力を抜いても肛門は閉じられている。それは、肛門を閉じる力が常にかかっているからである。死んでしまうと、すべての力が抜け、肛門からも力が抜けてしまう。

古来、ヨーガ行者はその点に注目していた。

つまり、肛門の力が抜けるのは「死」を意味することを知っていたので、逆に肛門に力を入れてしっかりと締めつけることを重要な修行方法としたのである。これが「ムーラバンダ」という技法である。ムーラバンダのテクニックを上達させれば、寿命が延びるということもヨーガ行者の常識である。

ムーラバンダは、クンダリニー覚醒の最も重要なテクニックであるにもかかわらず、正しい方法で修練している人が少ない。これをしっかりと体得すれば、クンダリニーを上昇させる「シャクティチャーラニー・ムドラー」は、ほとんど完成したといえる。

▲ムーラバンダの基本

シャクティチャーラニー・ムドラーとは、クンダリニーエネルギー（＝シャクティ）を目覚めさせ、スシュムナー・ナーディー（中央意識路）を上昇させる技法のことである。結果さえ生じさせられれば、使うテクニックは問わないが、わたしはムーラバンダのテクニックを使って実践している。

まず、ムーラバンダのかけ方だが、言葉上は「肛門を締めつける」ということになる。肛門を締めつけるぐらいは誰でもできることだが、ムーラバンダの場合には、かなり高度なテクニックが必要になってくる。そのテクニックは口伝《くでん》という意味のタントラ行法なので、本来は書籍にしたりおおやけにするべきでない。

しかし、そうはいうものの、現代はそういった秘法といわれる行法が、いろいろな形で世界中に広められている。チベット仏教の秘法がチベット僧によって世界中の人々にレクチャーされ、実践されている。仏教でもキリスト教でもヒンドゥー教でも、秘法が年々オープンになってきている。それだけ、現代人には精神性を高める行法の必要性が出てきているのだろう。

そのような状況の中、最近ではわたし自身も考え方が変わり、空中浮揚でもシャクティチャーラニー・ムドラーでも、教えられるギリギリの線まで公開しようと思うようになった。

そこで、まず拙著『呼吸法の極意』で示したムーラバンダの技法を再確認してみよう。


ムーラバンダは、肛門をすぼめ、さらに体内へ向けて締め上げるようにしなければならない。そのとき、肛門のなるべくせまい範囲だけを使って引き締めるようにした方がよい。腰の回りや腹部には力を入れない。力を抜くときも、一瞬のうちにできるようにする。

引き締めた状態を、可能な限り維持し続けてから力を抜くという方法があるが、その場合は保っている間絶対にゆるめないようにしなければならない。もう一つの方法は、引き締めてすぐにゆるめるのを、連続的に繰り返すのだが、この場合は引き締めたときに中途半端にならないようにし、ゆるめたときもちゃんと力が抜けた状態にする。技術的には1秒間に2回ぐらいのスピードで、最低でも1分以上続けられるようになる必要がある。

ムーラバンダを真に理解するには、とりあえず10万回実践してみることだ。それもいいかげんにではなく、前述のようにちゃんと繰り返すようにしてほしい。1日1000回やれば3カ月余りで10万回になる。これだけやれば理解できるわけではないが、少なくとも理解を深める役には立つだろう。

本書では、さらに細かなムーラバンダの技法を説明しよう。まず、『呼吸法の極意』で示した技法を再確認すると、「なるべくせまい範囲で体内へ向けて締め上げる」ことと、「引き締めた状態を可能な限り維持し続けてから力を抜く」技法、「締めてゆるめるという動作を繰り返す」という3つの技法になる。そして、「10万回実践する」ことだ。

シャクティチャーラニー・ムドラーへ向けての練習と考えるなら、10万回程度では全然足りない。10万回でやっと出発点に立てたぐらいだ。回数を決めるのではなく、可能な限り練習を積み重ねなければならない。それも手を抜くことなく、1回1回をきちんと練習するのだ。

それが基本であり、その練習の積み重ねをした上で、細かな技法を身につける段階に入る。

▲締めつけの確認

最初はとにかく、何度も肛門を締めつけたりゆるめたりして、肛門が締めつけられる感覚とゆるめられる感覚を確認する。自分の意志でそれができるのを再認識することからスタートする。

そして、その強さとスピードがどのぐらいなのか確かめておく。といっても、スピードは1回ごとの時間を計れば確かめられるが、強さの方は確かめにくい。

研修では、衣服の上からわたしが手のひらを当てた状態でムーラバンダをおこなってもらう。そうすると、大体どの程度の強さか分かるのだ。自分で確かめるにはそれに準じた方法がいいだろう。

締めつけの確認には、ヴァジュラ・アーサナ（金剛坐）で座るのがよい（写真9）。手の指を、自分の肛門周辺に直接ぴったりと当てる。中指の第2関節がちょうど肛門部分に当たるようにする。そして、肛門を締めつけたとき、肛門部分が当てた手の指からどの程度離れるかが、ムーラバンダの強さの目安になる。手の指から離れた部分が直径2〜3センチ程度の円形であれば、一応ムーラバンダがかかった状態と言えるだろう。ただ、その離れ具合も関係しているので、あくまでも最低限の目安という程度として考えてほしい。

まずは、肛門を締めつけたりゆるめたりできることを確認できたら、そこから次の段階へ話を進めることができる。

▲100万回を目指す

ムーラバンダは、内容を強化する必要もあるのだが、それ以前にまず回数を重ねる必要がある。内容的には多少甘くても、とにかく実践回数を積み重ねることに専念する。マーラーで回数取りをするために、洗濯バサミ状のミニピンチを一つとアウルクリップを7本用意する（写真15）。ムーラバンダ4回ごとに1つずつマーラーを繰っていき、1周したら逆戻りする。1往復したらミニピンチを1個目と2個目の数珠の間に挟む。ここまでで108×8で864回ムーラバンダをかけたことになる。

初心者のうちは、２秒に１回ぐらいのスピードが精一杯だろう。計算すると、８６４回では、28分48秒かかることになる。

同じ要領で2往復したら、ミニピンチを2個目と3個目の数珠の間に進める。その要領でミニピンチがマーラーを往復し終えたら、アウルクリップを１つマーラーに挟む。ここまでで８６４×２１６で18万６６２４回ムーラバンダをかけたことになる。これでレベル１は楽にクリアしたことになる。

ここまでの８６４回を計算しやすいように約30分とし、その２１６倍してみると、１０８時間になり４日半かかることになる。もし、毎日２時間実践すると54日で達成することになる。

この要領をくり返して行くと、アウルクリップを６個マーラーに挟んだ段階で１８６６２４×６で１１１万９７４４回ムーラバンダをかけたことになり、１００万回の目標を達成したことになる。54日の６倍だから、３２４日で１００万回を達成することになる。１００万回はレベル10である。

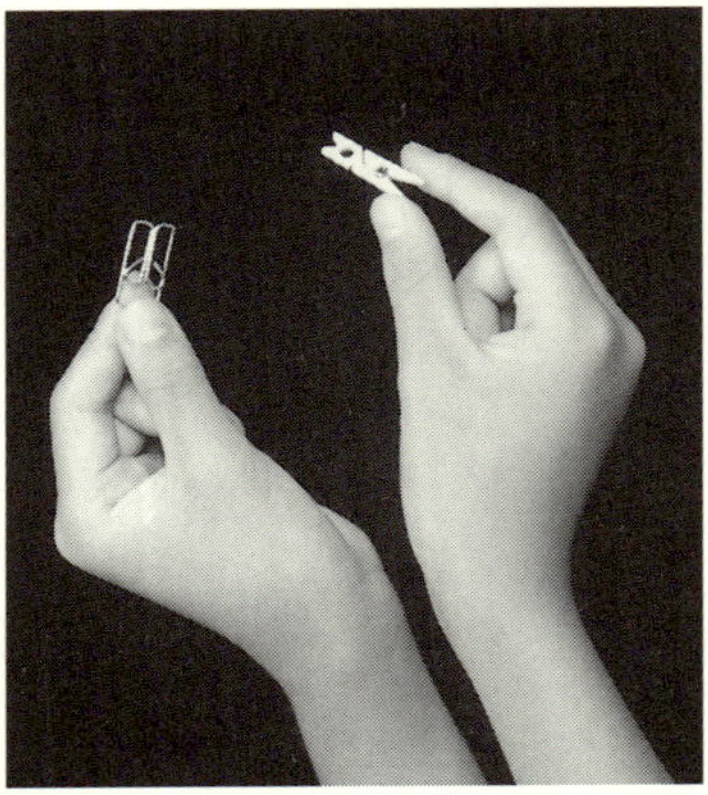
写15　アウルクリップ（左）とミニピンチ（右）

アウルクリップは6個で100万回を超えるが、7個用意したのに実践途中での目印とするためである。ちょうど往復し終えたところならいいが、実践中の半端なところで中断する必要が生じた場合、その数のところにアウルクリップを挟んでおけばいつでも続きに入ることができる。

▲「絞り上げる」という感覚

回数を積み重ねることも重要だが、同時にその内容を強化する必要もある。

ムーラバンダを強くかけるには、単に力を入れればいいのではない。まず、肛門を締めつけたりゆるめたりしたとき、どの程度腹部に力が入っているかを確かめる。その都度腹部が動けば、その動きを少しずつ減らすようにする。

動きがほぼ感じられなくなったら、その状態でなるべく腹部に力を入れず、肛門を締めつけたりゆるめたりできた方がいい。ムーラバンダは、肛門を機能させるテクニックなので、腹部を機能させない（動かさない）ようにした方がしっかりとした内容になる。

そこまでできたら、腹部だけでなくさらに胸や頭、腕、足といった部分もすべて、無駄な動きや緊張を取り除くようにする。肛門だけを締めつけたりゆるめたりできるようになったら、その範囲を徐々に狭くする。つまり、肛門周辺が全体的に締めつけられるのではなく、肛門の小さい範囲が収縮するように練習をする。その練習で、ムーラバンダの内容がかなり強化される。

ムーラバンダの基本的な練習ができたら、そのテクニックで実践に入る。基本的な練習では、肛門を「締めつける」という感じでよいが、実践に入ったら、肛門を「絞り上げる」という感じにする。締めつけると言うと平面的な感じになるが、実践的にはもう少し肉体の上の方向へ向けて「絞り上げる」という立体的な感覚を伴った方がいい。

座り方はスカ・アーサナ（安楽坐）が望ましい（写真8）。

▲呼吸を伴う行法

始めは呼吸と合わせる。呼吸は口を閉じて、鼻からほんの少し息が出入りする程度にする。「ほんの少し」の目安は、腹部や胸があまり動かないぐらいとする。そして、肛門を締めるときにほんの少し息を吸い、ゆるめるときにもほんの少し吐くようにする。

第1段階（レベル16）

締める（1秒）、ゆるめる（1秒）、休む（2秒）というバランスで1回約4秒で、回数取りは「マントラ呼吸行法」と同じ要領でマーラー（数珠）を使う。1個マーラーを繰るのを1秒と考え、マーラー1周で1セットとする。秒数はストップウォッチを使ってもいいが、それよりはマーラーを繰ることで取った方がいい。要領としては、締める（1個）、ゆるめる（1個）、休む（2個）というリズムでマーラーを繰っていけば、大体4秒ずつと同じになる。

このときに、ムーラバンダをゆるめるのが休みのタイミングまでずれこまないようにする。1秒でゆるめるのを意識的に行うようにしないと、うまくいかないだろう。

マーラー1周の1セットで、27回ムーラバンダをかけることになる。4セット行うが、各セット間はいったんムリタ・アーサナ（死者坐）になり（写真11）、内部の状態をしっかりと観察する。

4セットを何回もくり返して慣れたら、それに合わせてアジャパジャパ（マントラを声に出さずに唱えること）で「オームナマシヴァーヤ」を唱えるようにする。要領としては、締める（オームナマシ）、ゆるめる（ヴァーヤ）、休む（オームナマシ）（ヴァーヤ）というリズムで頭の中で唱えれば、大体4秒ずつと同じになる。

マントラの意味で分けると（オームナマ）（シヴァーヤ）となるが、円滑なリズムで進めるには（オームナマシ）（ヴァーヤ）と唱えた方がよい。

第2段階（レベル17）

締める（1個）、ゆるめる（1個）、休む（1個）というバランスで、1回のムーラバンダが約3秒になるようにする。1個マーラーを繰るのを1秒と考え、マーラー1周で1セットとする。ただし、正確な1秒よりは少し長めでいい。急いでやると、ムーラバンダのかけ方がいいかげんになってしまう。それより、３秒のところを実際には４～５秒かかっても正確に実践した方がよい。１セットで36回ムーラバンダをかけることになる。３セット行うが、各セット間はいったんムリタ・アーサナ（死者坐）になり、内部の状態をしっかりと観察する。

第１段階同様、慣れたらオームナマシヴァーヤのマントラを唱えるが、締める（オーム）、ゆるめる（ナマシ）、休む（ヴァーヤ）という具合に唱える。また、第１段階と同様、呼吸も締める（吸う）、ゆるめる（吐く）とする。この呼吸は、第１段階ではそれほど難しくないが、この第２段階になると、１セットで36呼吸になり、その間安定した呼吸を続けるには、ある程度の集中力を要することになる。

第３段階（レベル18）

締める（１個）、ゆるめる（１個）というバランスで、１回のムーラバンダが２秒になるようにする。１個マーラーを繰るのを１秒と考え、マーラー１周したら、逆に戻しながら数取りをする。そして１往復で１セットとする。これも第２段階と同じように、正確な１秒より少し長めがよい。１セットで１０８回ムーラバンダをかけることになる。４セット行うが、各セット間はムリタ・アーサナ（死者坐）になり、内部の状態をしっかりと観察する。

第１段階同様、慣れたらオームナマシヴァーヤのマントラを唱えるが、締める（オームナマシ）、ゆるめる（ヴァーヤ）という具合に唱える。この第３段階になると、１セットで１０８呼吸になり、その間安定した呼吸を続けるには、かなりの集中力を要する。また、ムーラバンダをかけるスピードも早くなると、１回ごとのかけ方が甘くなりがちなので注意する。かけるときにしっかりと絞り上げ、ゆるめるときに緊張を残さないでゆるめられるようになるには、相当練習を積まなければならない。

口を閉じて、鼻からほんの少し息が出入りする程度にするのだが、１０８回続ける間には、うっかりすると呼吸が荒くなってしまう。腹部や胸があまり動かず、１０８回安定して続けられれば文句なしである。そして、肛門を締めるときにほんの少し息を吸い、ゆるめるときにほんの少し吐くという、呼吸とムーラバンダのタイミングが、ぴったりと合うように練習しなければならない。

この第３段階になると、お尻のあたりに熱を生じたり、内部に動きを感じたり、エネルギーが上昇する感じがすることもある。しかしここで、そのままエネルギーを上昇させてはならない。この段階では、極力エネルギーを起こさないようにする。冷静な観察力があればエネルギーを鎮《しず》めることができる。

▲呼吸を伴わない行法

前述の行法がある程度できるようになったら、今度は呼吸と切り離して、ムーラバンダをかける練習をする。最初は、ゆっくりとしたスピードでていねいに行う。かけるときにしっかりと絞り上げ、ゆるめるときに緊張を残さずゆるめるのを確認する。このときは呼吸を一切無視し、ムーラバンダをかけることだけに専念する。スピードはゆっくりでいいが、テンポは一定にする。

しばらく練習すると呼吸がムーラバンダに影響され、時々連動してしまうのに気づくかもしれないが、連動がなくなるまで練習を積んでほしい。最初の段階では気づかなくても、注意深く観察すれば、ときどき連動している感覚が必ずつかめるはずだ。もしつかめなければ、観察力が足りないのだと思ってほしい。ある程度観察力がついて、連動しているのが分かり、その連動がほぼなくなれば次の段階に進む。

行法（レベル19）

マーラーを使って、締める（1個）、ゆるめる（1個）というバランスで、1回のムーラバンダが2秒になるようにする。1個マーラーを繰るのを1秒と考え、マーラー1周したら逆に戻しながら数取りをする。そして1往復で1セットとする。1セットで108回ムーラバンダをかけることになる。4セット行うが、各セット間はいったんムリタ・アーサナ（死者坐）になり（写真11）、内部の状態をしっかりと観察する。

これも慣れたら、オームナマシヴァーヤのマントラを、締める（オームナマシ）、ゆるめる（ヴァーヤ）という具合に唱える。その間、呼吸と連動させないようにするのは言うまでもない——というより、この段階になれば、完全に呼吸と切り離して行えるようにならなければ駄目だ。

つまり、連動させないように注意するのではなく、呼吸のことは全く意識せずにムーラバンダをかけられるようにする。その際、呼吸は乱れないようにする。熟達すると、ムーラバンダの修練を積んでいる間は、ほとんど呼吸をしていない状態に近くなる。

▲ムーラバンダの能力を高める

呼吸は最終的には「ケーヴァラ・クンバカ」という状態になる。これは、息を吸うのでも吐くのでも止めるのでもなく、自然に生じる「止息状態」を指す。ムーラバンダの修練を積むと、徐々にそのケーヴァラ・クンバカに近づくことになる。ムーラバンダの能力を高めるには、スピードを早くしてムーラバンダをしっかりとかけられるようにする。

行法（レベル20）

締める、ゆるめる（1個）というバランスで、1回のムーラバンダが1秒になるようにする。1個マーラーを繰るのを1秒と考え、マーラー1周したら、逆に戻しながら数取りをする。そして1往復で1セットとする。1セットで216回ムーラバンダをかけることになる。4セット行うが、各セット間はムリタ・アーサナ（死者坐）になり、内部の状態をしっかりと観察する。

これも慣れたら、オームナマシヴァーヤのマントラを、締める、ゆるめる（オームナマシ）、締める、ゆるめる（ヴァーヤ）という具合に唱える。ここからはスピードやリズムや回数も重要だが、それより重要なのはムーラバンダのかかり具合である。どんなにスピードが早く、リズムがよくて、回数をたくさん重ねても、ムーラバンダのかかり具合が甘ければ意味がない。

そういうわけで、急いで先の行法に挑戦するより、1つずつ確実にできるようにした方がよい。その意味で、ここまでしっかりできたら次のスピードを実践してみる。

ただし、この時点ですでに通常の能力を超えているので、これ以上のスピードで実践するのは超人的技法だという解釈で取り組んでもらいたい。

▲超人的技法（レベル21）

締める、ゆるめる（1個）というバランスで、2回のムーラバンダで1秒になるようにする。1個マーラーを繰るのを0.5秒と考え、マーラー1周したら逆に戻しながら数取りをする。そして1往復で1セットとする。1セットで216回ムーラバンダをかけることになる。4セット行うが、各セット間はいったんムリタ・アーサナ（死者坐）になり、内部の状態をしっかりと観察する。

これも慣れたら、オームナマシヴァーヤのマントラを、締める、ゆるめる（オーム）、締める、ゆるめる（ナマシ）、締める、ゆるめる（ヴァー）、締める、ゆるめる（ヤ）という具合に唱える。

スピードはこれ以上早くする必要はなく、このスピードでしっかりとムーラバンダがかけられるよう修練を積み重ねるべきだ。

この段階までくると、どうしてもクンダリニーエネルギーが動きだしてしまうだろう。お尻の当たりがむずむずとして熱くなったり、背中をエネルギーが上昇することもある。だが、この段階でクンダリニーエネルギーを上昇させてはならない。もし、上昇しそうになっても、むしろそれを押さえつけるようにして、ムーラーダーラ・チャクラ（脊椎最下部）内に押し込めるようにする。

各セット間で、いったんムリタ・アーサナ（死者坐）になり（写真11）、内部の状態をしっかりと観察するが、そのときエネルギーが動き続けているようであれば鼻からゆっくりと強めに息を吐く。

そして息を吐きながら、意識を下へ降ろすようにする。エネルギーの動きが止まり、安定するまで何度もこれをくり返す。

これでエネルギーの動きが止まらないようならば、行法そのものを1段階前に戻した方がよい。ムーラバンダの能力を高めるということは、エネルギーのコントロール能力を高めることでもある。

▲ムーラバンダ行法

ここまでしっかりとできるようになれば、「肛門を締める」という内容を中心としたムーラバンダ行法に移る。

約1秒に1個ずつマーラーを繰りながら実践するが、アジャパジャパ（マントラを声に出さずに唱えること）で「オームナマシヴァーヤ」を1回唱えるのを1秒と考える。

第1段階（レベル22）

締める（4個）、ゆるめる（4個）というバランスでマーラー1周したら、逆に戻しながら数取りをする。そして1往復で1セットとする。1セットで27回ムーラバンダをかけることになる。4セット行うが、各セット間はムリタ・アーサナ（死者坐）になり、内部の状態をしっかりと観察する。

オームナマシヴァーヤのマントラは、締めている間に4回唱え、ゆるめている間に4回唱える。このムーラバンダ行法は、呼吸と切り離して行うのは非常に難しいので、最初は必ず呼吸と連動させて練習する。


締めるときは、1（吸う）、2、3、4（止める）で、ゆるめるときには、1、2、3、4（吐く）という具合にする。重要なのは、1（吸う）の部分である。肛門を締めるときには息を吸うが、肛門を締める動作が主体となり、その動作に引き込まれるような形で息を吸うようにする。

細かく解説すると、肛門を締める動作が動きだした一瞬後に、追いかけるように息を吸い始める。息を吸うというより、肛門の動きに連動して少しだけ息が吸い込まれるのだ。肛門が締まった状態になったほんの一瞬後に、息が吸い終わった状態になる。そして、2、3、4（止める）の間は、しっかりと肛門を締め続けて、息は吸い込んだ状態で保つ。次に、1（オームナマシヴァーヤ）ぐらいのタイミングで肛門をゆるめ、2、3、4はゆるんだままにしておくが、息はその間自然に吐き続ける。

第2段階（レベル23）

締める（6個）、ゆるめる（6個）というバランスで、マーラー1周したら、逆に戻しながら数取りをする。そして2往復で1セットとする。1セットで36回ムーラバンダをかけることになる。3セット行うが、各セット間はいったんムリタ・アーサナ（死者坐）になり、内部の状態をしっかりと観察する。

オームナマシヴァーヤのマントラは、締めている間に6回唱え、ゆるめている間に6回唱えることになる。それで12秒かかることになる。

締めるときは、1（吸う）、2、3、4、5、6（止める）で、ゆるめるときは、1、2、3、4、5、6（吐く）という具合にする。重要なのは、1（吸う）の部分である。肛門を締めるときに息を吸うのだが、肛門を締める動作が主体となり、その動作に引き込まれる形で息を吸うようにする。

この第2段階になると、締めている2、3、4、5、6の間に、ゆるんでしまう危険性がある。

その間、オームナマシヴァーヤを5回唱えるが、しっかりと肛門が締まった状態を保っていなければならない。

第3段階（レベル24）

締める（8個）、ゆるめる（8個）というバランスで、マーラー1周したら逆に戻しながら数取りをする。そして2往復で1セットとする。1セットで27回ムーラバンダをかけることになる。4セット行うが、各セット間はいったんムリタ・アーサナ（死者坐）になり、内部の状態をしっかりと観察する。

オームナマシヴァーヤのマントラは、締めている間に8回唱え、ゆるめている間に8回唱えることになる。それで16秒かかることになる。

締めるときには、1（吸う）、2、3、4、5、6、7、8（止める）で、ゆるめるときには、1、2、3、4、5、6、7、8（吐く）という具合にする。重要なのは、1（吸う）の部分である。肛門を締めるときに息を吸うのだが、肛門を締める動作が主体となり、その動作に引き込まれるような形で、息を吸うようにする。

この第3段階になると、締めている2、3、4、5、6、7、8の間にゆるんでしまう危険性が、第2段階よりはるかに多い。その間、オームナマシヴァーヤを7回唱えるのだが、しっかりと肛門が締まった状態を、保っていなければならない。

締めるときに息を吸うのは、1（吸う）ということなのだが、実際には、1から2にかかるぐらいまでかけて吸うようにしてよい。吐くときは、1、2、3、4、5、6、7、8と吐くようになっているが、実際には、1、2、3、4、5、6ぐらいまで吐いたら、その後は吐かなくてもよい。

この第3段階のムーラバンダ行法を、徹底的に練習すれば、シャクティチャーラニー・ムドラーを確実に体得できるようになる。

ただ1つだけ注意しなければならないのは、マントラ8回分肛門を締めると、シャクティが昇ってきてしまう可能性が非常に高くなることだ。この段階でもまだシャクティを上昇させてはならない。ここで上昇させても、シャクティチャーラニー・ムドラーの成功は望めないからだ。

この段階では、「絶対に上昇させない」ように努力することが必要である。

▲技法の奥義

ここまでをしっかり実践すれば、かなりムーラバンダの技法が身につくが、さらに細かな技法の説明をしよう。これはシャクティチャーラニー・ムドラーを成功させるためのムーラバンダ技法の奥義である。

最初に、「肛門を締める」という動作を分析してもらいたい。締めようとすると、当然力を入れることになるのが分かるだろう。そのとき、男性と女性では性器の形態が違うので、細かな点での違いがでることになる。まず男性の場合には、普通に肛門を締めると、睾丸《こうがん》と性器が連動して力が加わる。その際、どこから力が入りだすかに注意してほしい。

そうすると、「性器の先端から力が入りだす」「性器の根元から力が入りだす」「睾丸から力が入りだす」「睾丸と肛門の間から力が入りだす」等、いくつかのケースが生じる。

ここで考えられるのは、その通りに力が入りだすケースと、もう1つは、そう思い込んでいるが、実際は違うケースである。当然、思い込みの方は、なるべく排除しなければならない。細かな観察力があれば、間違った思い込みはしないはずである。

これを女性の場合に当てはめてみると、性器の各部が列記されるだろうが、男女どちらの場合でも、普通に肛門を締めると「肛門から力が入りだす」とはならない。思い込みで肛門から力が入り出すと感じるケースは別として、大抵は肛門以外の部分から力が入りだすのが確認できるだろう。

そこで、シャクティチャーラニー・ムドラーを成功させるための、ムーラバンダ技法の第1番目が、「肛門から力が入りだすように修練する」ことである。

これは、ある程度意識的に行わないとうまくいかないだろう。「肛門から力が入りだす」ことができたら、その状態を観察してみよう。当然、肛門だけではなく他の部分にも力が入っているのが確認できるだろう。ムーラバンダをかけている間は、肛門と他の部分の両方に力が入っていることになる。

そのときに、主従関係をはっきりとさせなければならない。つまり、あくまでも肛門に力が入っているのが主体であり、他の部分に力が入るのは付随的ということだ。ともすると、それが逆転してしまう。かなり意識して、肛門を主体にムーラバンダをかけなければならない。力の主従関係と同様、意識の主従関係も逆転しないように注意する。

しかし、ムーラバンダをかけている間は、他の部分に入っている力を抜く必要はない。なぜなら、他の部分に入っている力を抜こうとすると、肛門に入っている力も弱められてしまうからだ。

そうではなく、ムーラバンダ行法を積み重ねることで、ムーラバンダをかける瞬間に入る他の部分の力の割合が少なくなるようにすればよいのだ。いったん入った力を抜こうとするのではなくて、入る力の量を少なくすればいいのである。それには回数を重ねる必要がある。

ムーラバンダ行法に関しては、説明すれば細かな技法がまだ数多くある。しかし、ここまででだけでも、実践できるようになるには相当の努力が必要である。これ以上の技法は、本人に直接指導するのが最良だと思う。

◎バンダ・トラヤの技法

▲スィンハ・アーサナ

クンダリニーエネルギーを上昇させるには、ムーラバンダが重要な要素だが、それだけでなく、体内の精妙なエネルギーをコントロールする能力が要求される。ムーラバンダと同時にウッディーヤナバンダ（内蔵引き上げのバンダ）とジャーランダラバンダ（喉のバンダ）をかけるバンダ・トラヤ（3つのバンダ）というテクニックがある。3つのバンダをかけるため、かなり難易度が高い行法である。そのテクニックをふくむ行法に「スィンハ・アーサナ」というのがある。

眼を大きく見開き、口を大きく開けて舌を出している写真が、ヨーガ実践書には掲載されている。インパクトのある形相なので、一度見たら脳裏に刻まれることだろう。実践書によっては、顔のシワが取れ、皮膚に張りが出るという効果も書かれている。そのためか、美容効果を目的として熱心に実践している女性が多いという。

スィンハ・アーサナは経典によると、以下の通りである。この部分も宮本久義氏の試訳による。

『ハタ・ヨーガ・プラディーピカー』

1・50　両方のかかとを陰嚢の下、会陰の両側に、左のかかとを右側に、右のかかとを左側にしてつけるべし。

1・51　両手は指を伸ばして両ひざの上におき、口を開け〔舌を長く出して〕、精神統一して鼻頭を凝視すべし。

1・52　これがスィンハ・アーサナで、優れたヨーガ行者たちによって尊ばれ、三種のバンダを統合する最高のアーサナである。

『ゲーランダ・サンヒター』

2・14　両方のかかとを陰嚢の下に交差して立て、両ひざを地面につけ、〔手を〕ひざの上にして、

2・15　口を開け、のどのひき締めをし、鼻頭を見つめるべし。これがスィンハ・アーサナで、あらゆる病気を消滅させる。

これによると、「口を開けて舌を出し、鼻頭を凝視してバンダをする」とある。だが、この経典通りに実践しても「アーサナの中で最上のもの」とはならないだろうし、「あらゆる病気を消滅させる」ともならないだろう。ヨーガ経典というのは実践書ではないので、行法の細部までは書いておらず、

実践的には間違ったことが書かれていることもある。

スィンハ・アーサナを実践するとしたら、まず内容的には「スィンハ・ムドラー」とならなければ正しく機能しないだろう。つまり、いわゆるアーサナ（ポーズ）とは考えず、一定のエネルギー状態を保持するムドラーと考えるべきだ。ヴィパリータカラナ・アーサナにバンダが加わると「ヴィパリータカラニー・ムドラー」になるようなものである。

スィンハ・アーサナの実践の前に、問題点を解決しておかなければならない。まず、姿勢について問題になるのは下半身である。2つの経典には「両方のかかとを陰嚢の下、会陰の両側に、左のかかとを右側に、右のかかとを左側にしてつけるべし」「両方のかかとを陰嚢の下に交差して立て、両ひざを地面につけ、〔手を〕ひざの上にして」とある。

この2つは同じようでいて若干ニュアンスが違う。どちらが正しいか、もしくはまったく違う姿勢をとるべきなのかを考えなければならない。

まず、指示通りにすると、どちらも両足を交差させるので、それは正しいと解釈していいだろう。次に、ハタヨーガ・プラディーピカーの方では、「かかとを会陰の両側につける」とあり、ゲーランダ・サンヒターの方は、「両方のかかとを交差して立て」となっている。

これの大きな違いは、かかとを立てるか寝かせるかということと、会陰の両側につけるかどうかという点である。

「かかとを会陰の両側につける」には、かかとを寝かせなければならない。しかも、ひざから下が長い体型の人でなければできないだろう。それでも、下になった方の足のかかとは臀部《でんぶ》から離れてしまうか、かろうじて触れる程度になるだろう。したがって、「つける」とか「あてる」というのは一般的な日本人には無理である。

「両方のかかとを交差して立て」るのは、会陰の両側につけたりあてたりしなければ可能である。しかもかかとの立て具合を調節すれば、会陰の両側につけることも可能になる。

両手は指を伸ばして両ひざの上におき、口を開け〔舌を長く出して〕鼻頭を凝視する、というのは表面的にはなんら問題なく実践できる。この経典通りだと、下半身の問題だけ解決すれば簡単に実践できることになる。

しかし、この経典通りに実践しても「最高のアーサナ」とはならないし、「あらゆる病気を消滅させる」ことにもならないと思われる点に大きな問題がある。スィンハ・アーサナの一番のポイントは3つのバンダにある。バンダをしっかりとかけて実践することで、「最高のアーサナ」となり、「あらゆる病気を消滅させる」効果が生じるのである。

▲経典通りに実践

経典の解釈は一応このくらいにしておき、次に実践に入るが、ウッディーヤナ・バンダ〔内蔵引き上げのバンダ）の行法を拙著『ハタ・ヨーガ』から行法部分だけを書き出すと次のようになる。

「まず可能な限り息を吐ききるのだが、そのためには口からでは駄目だ。必ず鼻から吐くようにして、1度ではなく、何度か続けて絞り出すように吐く。そして吐ききったら息を止めて絶対に吸い込まないようにする。胸郭《きょうかく》を広げると、内蔵が上部へ引き上げられ、腹部がお椀の内側のような状態に引っ込む。そのまま10〜20秒ほど保ってから息を吸いながら戻す」

ジャーランダラ・バンダはのどを締めつける技法だが、正確に実践するには拙著『呼吸法の極意』を参照してほしい。このスィンハ・ムドラーの実践では、最初はのどが締めつけられていればよい。

まず、経典に書かれている行法に沿って実践する方法から紹介する。ウッディーヤナ・バンダについては、『ハタ・ヨーガエクササイズ』（ＢＡＢジャパン）ビデオ＆ＤＶＤを参照してほしい。

行法（レベル25）

1、ヴァジュラ・アーサナ（金剛坐）から腰を浮かし、両足先を交差させて足首のところが重なるようにする。このとき自然に上になる足と、下になる足が決まるので、その足の上下関係を確認した状態で開始する。

2、ひざは横に並べた握りコブシ2つが間に入るぐらい広げ、もう一度腰を浮かして両足のかかとの側面が会陰の両側に位置するように調節する。
3、両手のひらをひざの上におき、息を大きく吸いこむ。吸い終わるタイミングに合わせて、眼を大きく見開き鼻頭を凝視し、口を大きく開け舌を外にしっかりと出して、手の指を広げる。
4、口から強く息を吐き出す。
5、息を出し切ったら、ムーラ・バンダをかけながらウッディーヤナ・バンダをかけ、最後にジャーランダラ・バンダをしっかりとかけて保持する。
6、息が苦しくなるか、ムーラ・バンダがゆるみそうになったら、舌を引っ込めて口を閉じ、3つのバンダを解きながら鼻から息を吸い、その後呼吸をととのえる。

行法の2で「かかとの側面が会陰の両側に位置するように調節する」とあるが、これは体型で条件が異なるので、かかとの側面から足首までのうち、会陰の両側に当てやすい部分を見つけ出すようにする。足首を伸ばすか折り曲げるかによって当たる位置が変わるので、ちょうど良い位置を見つける。それでも下になっている方の足は、会陰の片側に当たりにくいだろう。もし、どうしても当たらない場合はそのまま実践してよい。

鼻頭を凝視するときは、「眼を大きく見開き」という状態を維持するのが難しい。とりわけ、いったん眼球を上に向け眼を大きく見開いてから鼻頭を見ようとするとうまくいかないだろう。それより、鼻頭を見ながら眼を大きく見開いていくようにした方が楽に行える。

▲スィンハ・ムドラー

経典に記述されている行法から、さらに発展させた実践法を次に紹介するので、比較しながら練習してほしい。

行法（レベル25）

1、ヴァジュラ・アーサナ（金剛坐）から腰を浮かし、右足を上にして両足先を交差させる。

2、横に並べた握りコブシ2つが間に入るぐらいひざを広げ、もう1度腰を浮かして両足のかかとを立てる。このとき上になっている足は垂直になり、かかとの上に会陰から肛門にかけてが乗るようにする。下になっている足は斜めになり、上の足を下から支えるようにする。両足先とも、指が外側に折れ曲がるようにする。

3、両手のひらをひざの上におき、息を大きく吸いこむ。吸い終わるタイミングに合わせて、眼を大きく見開き眉間を凝視し口を大きく開けて、舌を外にしっかりと出して手の指を広げる。

4、口から強く息を吐き出す。

5、息を出し切ったら、ウッディーヤナ・バンダをかけ、次にジャーランダラ・バンダをかけ、最後にムーラ・バンダをしっかりとかけて保持する。

6、息が苦しくなるか、ムーラ・バンダがゆるみそうになったら、舌を引っ込めて口を閉じ、3つのバンダを解きながら、鼻から息を吸い、その後呼吸をととのえる。

このスィンハ・ムドラーに関しては、本書に掲載するかどうか悩んだ。というのは、高度すぎる内容なので、紹介するだけ無駄だろうと考えていたからだ。しかし、出版直前で掲載することにした。「あきらめたら可能性が消えてしまう」というわたし自身の姿勢を貫こうと思ったからである。たとえ、どんなに難しい行法でも、実践を積み重ねれば、いつか必ず成就できるのだ。

実際、空中浮揚もシャクティチャーラニー・ムドラーも、実践の積み重ねから成就できたものである。それなら、このスィンハ・ムドラーも、実践を積み重ねて可能性に挑戦したい人のために掲載すべきだという結論に達したのだった。

写真と細かな解説は省略した。というのも、スィンハ・ムドラーに関しては写真を見てまねするのは、最も失敗しやすい最悪の行法になるからだ。自分の状態を鏡で確認するのは役に立つが、写真でまねするのはやめた方がいい。行法開始から終了まで、刻々の変化のすべてが重要なポイントになるので、舌をだした完成型の写真は何の参考にもならない。ビデオも同じようなものだ。スィンハ・ムドラーは肉体を通して、より精妙な「意識体」を活性化する行法なので、目に見える部分にとらわれ過ぎると失敗してしまう。

また、細かな解説を読んで練習するのもよくない。上記の行法説明以上の知識は必要ないし、むしろ実践の邪魔になる。基本的な行法さえ理解できれば、あとはその内容を強化して密度を高めればいいのである。

その意味では、スィンハ・ムドラーに限らず、本書の行法すべてについてそのことが言える。シャクティチャーラニー・ムドラーは肉体を使った行法だが、実際に機能させるのは「意識体」だけである。肉体の表面的な部分だけにとらわれないようくれぐれも注意してほしい。

そして、「意識体」を最大限機能させるために、第4輪の「新クンダリニー神話」をしっかりと体に染み込ませてもらいたい。

◎第4輪　〈新クンダリニー神話〉

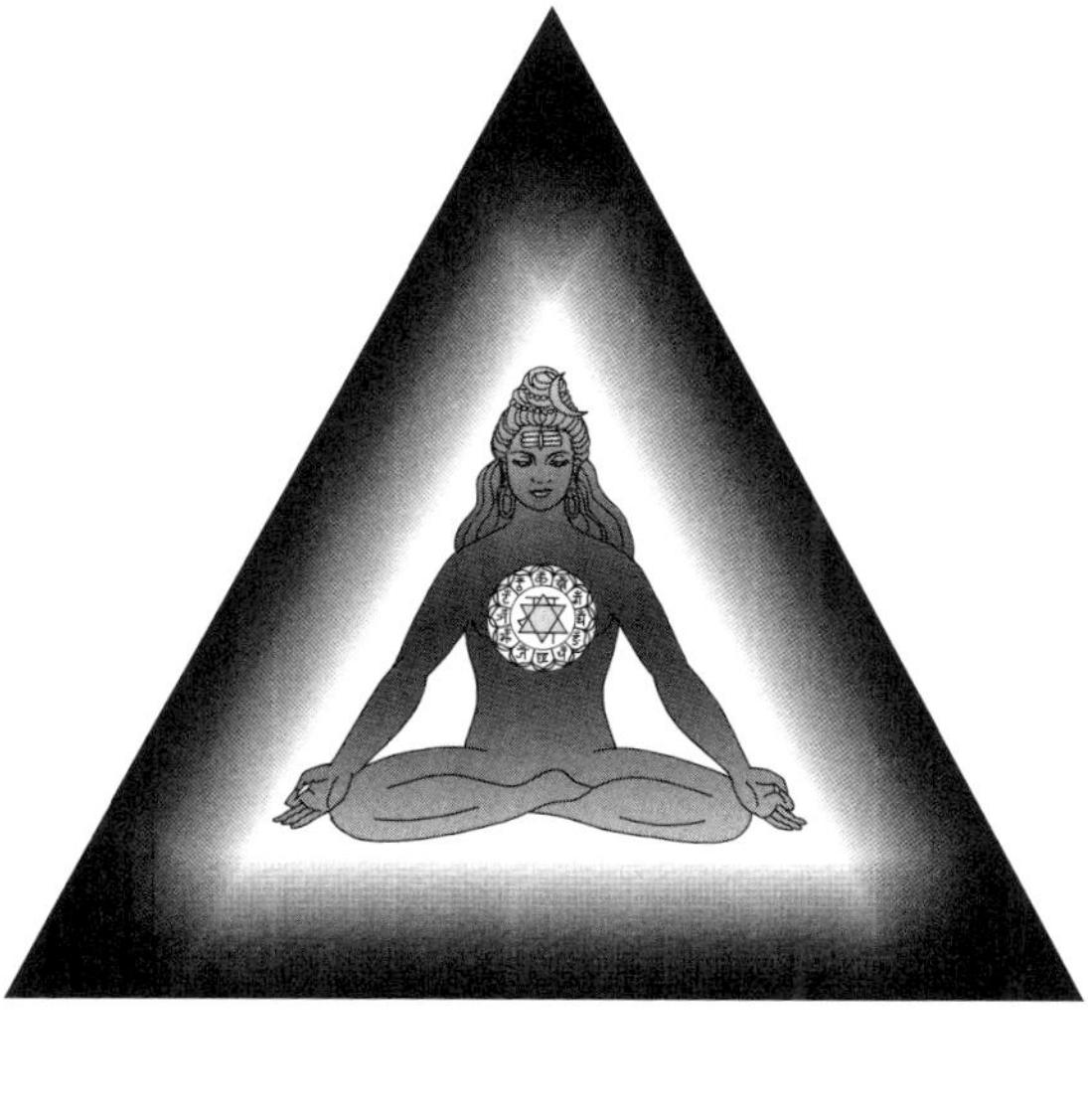

アナーハタ・チャクラ（心臓部チャクラ）

アナーハタ（触れずに出される音）チャクラ（輪）という名の第4のチャクラ（輪）。心臓の領域に位置し、肉体上の心臓の神経叢に対応する。12の金色の花弁を持つ蓮華で、色は赤という説が一般的だが、ピンクや朱色、灰色という説もある。それぞれの花弁にはサンスクリット語ka, kha, ga, gha, ṅa, cha, chha, ja, jha, ña, ṭa, ṭhaが書かれている。その蓮華の中には、2つの三角形が交錯した六芒星があり、中央に金色の三角形があってバーナ・リンガの形をとったシヴァ神がいる。六芒星の上方にはイーシュヴァラ神が、カーキニー・シャクティ女神を従えている。瞑想の効果としては、高貴さや識別智、ケーチャリー・シッディ（空中飛行の能力）、ブーチャリー・シッディ（世界中どこへでも思いのままに飛び歩ける能力）、カーヤ・シッディ（他人の身体に入る能力）等が得られる。

◎シヴァ神夫妻の別離

▲別離の原因

シヴァ神は、お妃のシャクティ女神と平穏な日々を過ごしていた。

そこはサハスラーラ（1000枚の花弁を有する蓮華）という名の心地よい空間だった。

彼は大修行者《マハーヨーギン》として、また神々と人間界の長として、何一つ不自由なく暮らしていた。

限りなく深い瞑想に浸り、この上ない三昧《サマーディ》経験を積み重ねて解脱《ムクティ》をも手中に収めたと思っていた。

シヴァ神は一瞬にして深い瞑想に入ることができるのである。

瞑想に入れば、自分自身を宇宙いっぱいの大きさにも広げられるし、目に見えない微粒子の大きさにもなれる。時間にも空間にも束縛されず、真から自由に至福の日々を送ることができるのだ。

ところがあるとき、姿なき宇宙の創造主であるブラフマン（梵）の声で、深い瞑想をさまたげられた。

「シヴァよ、聞きなさい――おまえは解脱《ムクティ》を得たと思っているようだが、それは間違いなのに気づくべきだ。大修行者《マハーヨーギン》として、真に神々と人間界の長として君臨するには、今のうちに、その間違いを正しておかねばならない。真の解脱《ムクティ》とは何かを悟るために、これからおまえは数百年間の深い瞑想体験を要するだろう――よって、大修行者《マハーヨーギン》としてふさわしい神となり、真の解脱《ムクティ》に至る日までは、シャクティ女神と離れて、さらに深い瞑想体験を積み重ねるがよい」

このブラフマン（梵）の声で、シヴァ神は瞑想からすっかり醒めてしまった。

宇宙の創造主であるブラフマンの言葉にあやまちのあろうはずがない。こんなことを言われた以上、平常心で瞑想を続けてはいられない。

ブラフマンの声という表現を使ったが、実は人間が話す声とは違い、むしろ意味だけがダイレクトに入ってくるという説明の方が近い。ブラフマンには姿も形もないのだ。

ブラフマンが神々と人間界にその存在を示すときは、ブラフマー神（梵天）となって顕現《けんげん》する。

シヴァ神は瞑想に専念しようと思っても、ついブラフマー神とのいやな思い出がよぎってしまう。

昔、ブラフマー神は5つの頭を持っていたとされる。あるとき、そのブラフマー神とシヴァ神は、どちらが真の宇宙の創造主かという問題をめぐって口論になり、怒ったシヴァ神は、ブラフマー神の5つの頭のひとつを切り落としてしまった。以来、ブラフマー神は4面になったとされ、4つの顔をもって描かれるようになった。

シヴァ神は、自分こそが宇宙の創造主だと思っているが、どうもブラフマン（梵）にだけは弱い。ブラフマー神には姿も形もあるので喧嘩もできるが、ブラフマンには姿も形もないので、どうにもつかみどころがないのだ。しかも、ブラフマンが間違ったことをいうはずがないので余計に始末が悪い。

どこからとも知れず聞こえてきたブラフマンの声で、瞑想から完全に醒めてしまったシヴァ神が周りを見回すと、「シャクティ女神と離れて、さらに深い瞑想体験を積み重ねるがよい」という言葉通り、すでに妻であるシャクティ女神の姿はどこにもなかった。

ゆるぎないブラフマンの声には何一つ疑念を挟む余地はなく、妻のシャクティ女神がいずこかへ去ってしまった後であるのは確かだった。

「うぬ、こうなっては仕方がない——これは、わたしの瞑想能力が未熟だと認めるしかないだろう」

ここで、あわてて妻を捜し求めても無意味なのは明白である。夫婦の仲を裂いたブラフマンに対して恨みはある。しかし、自分がもっと瞑想修行を積み重ねて大修行者《マハーヨーギン》になれば、妻のシャクティ女神とは必ず合一できる日が来るだろう。となれば、今やるべきなのは、妻を捜すことではなく、真の解脱《ムクティ》へ向けての旅である。

そう悟ったシヴァ神は、すぐさま深い瞑想へ入った。

そして数百年が経過する。

▲シャクティ女神の目覚め

一方、シヴァ神と離ればなれになってしまったシャクティ女神は、ブラフマー神（梵天）によって「3回半とぐろを巻いた蛇神《クンダリニー》」の姿に変えられ長い眠りに入った。

そこは、ムーラーダーラ（根を支えるもの）という名の実に居心地のよいところだった。ただ、残念なことにブラフマー神の領域で、夫であるシヴァ神の影響下ではなかった。

数百年という長い眠りを経た後、シャクティ女神はようやく半覚醒の状態を迎えるに至った。うつらうつらとした状態から徐々に意識が戻ってきた。

そして、数百年前、夫であるシヴァ神と離れてしまったことを思い出した。

「そうだ、こんなところで眠り続けているわけにはいかないのだったわ。すぐに夫の元に戻らねば――」

早速、自分の夫であるシヴァ神の居場所を見つけようと意識のアンテナを張りめぐらし、夫の生命が息づいている方向を見つけようとした。それは、ちょうど蛇が鎌首をもち上げ、いろいろな方向を向いて、獲物を探しているかのようだった――。

しかし、あまりに長い年月眠り続けていたので、最初は意識のアンテナを張りめぐらせても、なかなか思うように波動をキャッチすることができない。

「変だわ、わたしが夫の波動をキャッチできないなんて――まだ完全に目覚めていないのかしら？

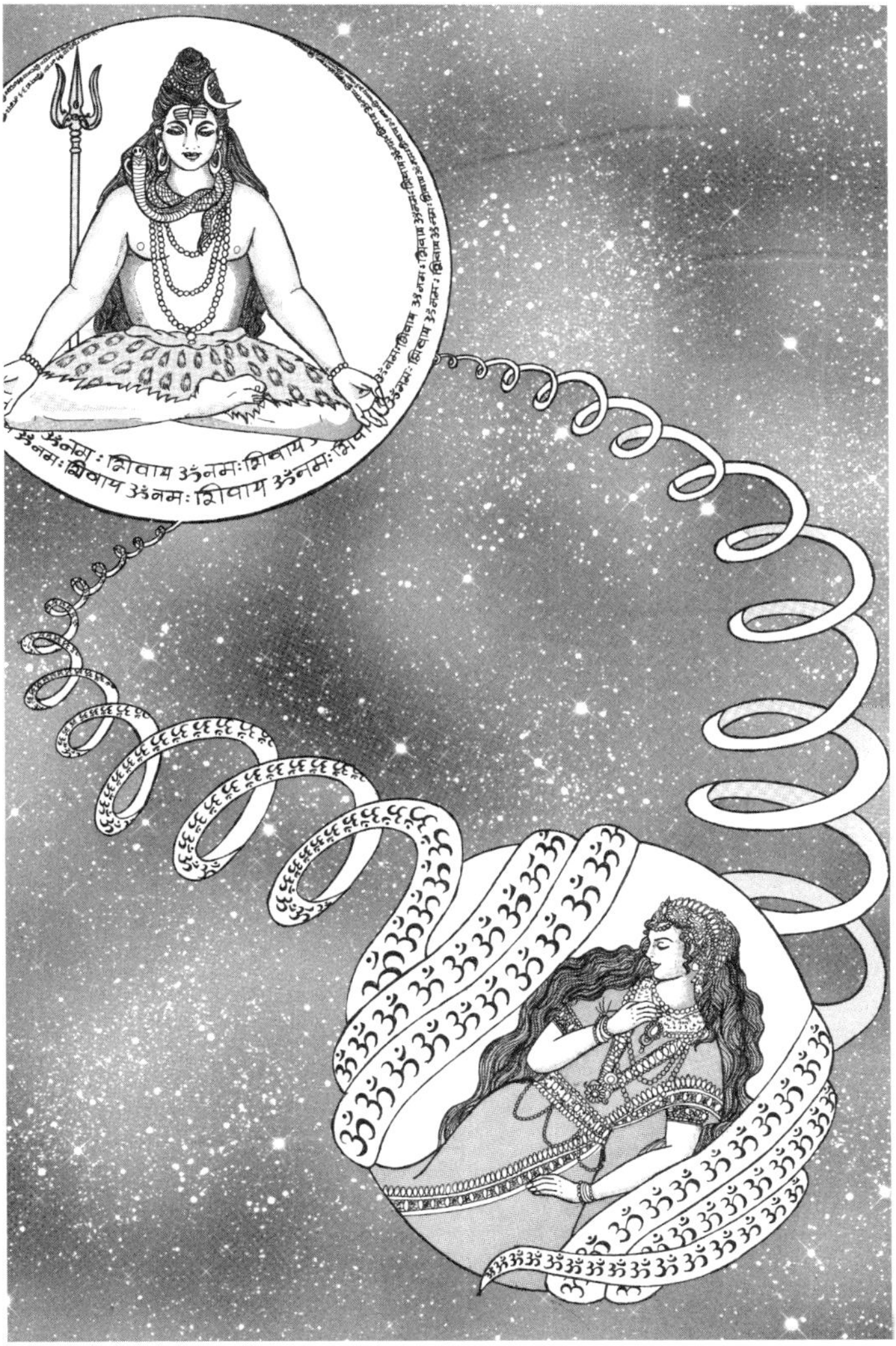

「もっと意識をはっきりとさせてみよう」

上方に意識を向けると、すぐ上からエネルギーが流れ込んできているのに気がついた。

その先には、スヴァディシュターナ・チャクラ（第2輪）と呼ばれるスペースがあるのだが、シヴァ神の波動はそちらから来ているような気がする。

シャクティ女神は、蛇神《クンダリニー》の姿のままエネルギーが流れ込んできている方へと向かった。

少し進むと行き止まりになっていて、その隙間からエネルギーが流れ込んできていた。そこから先へ進もうとしても、通り道ががっちりブロックされていてとても進めそうにない。

そこで、このスペースから抜け出せるところは他にないかと探ってみることにした。

今度は、反対の方角にどんどん進んだ。

しばらく行くと、また行き止まりになっており、そこから先へは進めない。

シャクティ女神はそこであきらめず、いろいろな方角を探ってみたが、どの方角も行き止まりで、そこから先へは進めないことが分かった。

「わたしは、このスペースに閉じ込められているのだわ」

ここでようやく、ブラフマー神（梵天）によって3回半とぐろを巻いた蛇神《クンダリニー》の姿に変えられ、長い眠りに入っていたことを思い出した。

目覚めたからといって、すぐにシヴァ神との合一を果たせないことに気づいたので、気持ちを落ち着けて瞑想に入った。

　このスペースから抜け出さないことには、シヴァ神の元に行けないことは明らかである。では、一体どうしたらよいかを、深い瞑想状態の中で探ってみた。

　すると、最初にエネルギーが流れ込んできていたところが、シヴァ神の元へ戻るための道であり、そこが行き止まりになっていたのは、結節《グランティ》でふさがれているためということも分かった。

　そして、この状態を抜け出すには、シヴァ神の助けが必要だという思いに至った。

「でも、このスペースに閉じ込められたままで、どうやってシヴァ神に助けを求めればいいの?」

　シャクティ女神は思案したが、よい考えが浮かばないので、いったん思考を止め、深い瞑想に入った。

　しばらく瞑想を続けていると、行き止まりになっているスペースが眼前にヴィジョンとして現れた。そして、わずかな隙間からエネルギーが流れ込んでいる映像が眼前に大きく広がった。

「そうだ!　結節《グランティ》でふさがれていても、エネルギーが流れ込んできているのだから、意識波なら通り抜けられるかもしれないわ」

　シャクティ女神は、瞑想中のヴィジョンから、意識波でシヴァ神に伝えることを思いついたのだった。

▲意識波を送る

そこでシャクティ女神は、シヴァ神に自分の存在位置を知らせつつ、「今すぐにもシヴァ神の元へ戻り、シヴァとシャクティの合一を果たしたい」というメッセージを、エネルギーが流れ込んできている方向へ向けて送ることにした。

メッセージは、意識の波動として、左回りの螺旋を描き上方へ向けて送り出された。

上昇へ向かうとき、螺旋は左回りをとる。逆に、下降へ向かうときは、螺旋は右回り（時計回り）をとる。シャクティ女神が上昇へ向かうときには、左側の月意識路《イダーナーディー》というエネルギーの通路を通る。

予想通り、意識波は結節《グランティ》を通り抜け、上方へ向かった。

スヴァディシュターナ・チャクラ（第2輪）を通り、さらに上方に意識の波動を送ると、マニプーラ・チャクラ（第3輪）という、まるで宝石の町のようにキラキラしたスペースにたどり着いた。

「これはなに――？　今まで瞑想で見たどんなヴィジョンよりも輝いているわ。こんなにキラキラした美しいスペースがあるなんて――しかも、この不思議な音は何でしょう。うっかりしていると、わたしの意識波がこの音に溶け込んで、消えてしまいそうだわ」

シャクティ女神は、閉じ込められているムーラーダーラ・チャクラ（第1輪）内で、さらに気を引き締めて、しっかりと意識波を送った。

パラー音という神秘的な音のヴェールの中を、シャクティ女神の意識波が通過して先へ進むと、

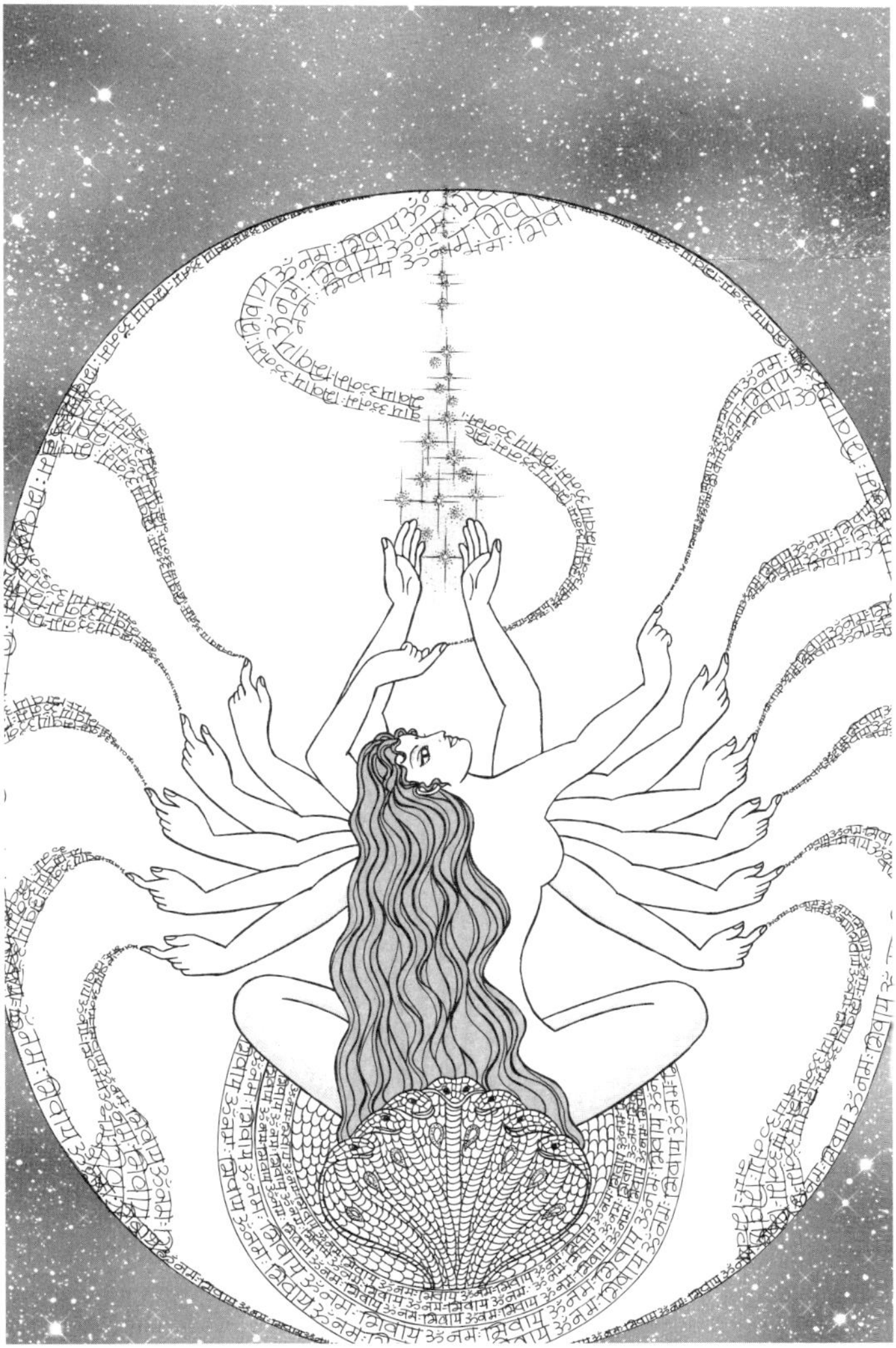
ॐ नमः शिवाय

今度はアナーハタ・チャクラ（第４輪）という不思議なスペースが出現した。

ここでは、パシャンティ音という奇妙な音が渦巻いていた。

このスペースでは、エネルギーがせき止められているような変な感じがした。そして、ここまでくると、ブラフマー神の影響が薄れたのを感じとれた。

「さっきの場所は、音が聞こえたのに――今度は何なの。何も聞こえないのに、確かに音だと感じられる。こんな音ってこれまで聞いたことがないわ。いったいどこから、どうやって出ているのか、本当に不思議としか言いようのない音――」

意識波のメッセージをシヴァ神に送り届けなければならないのに、通過するスペースごとで受ける感覚にとまどってしまう。

しかし、そんなことではシヴァ神のところまで意識波を送り届けられないと思い直し、勇気を奮い起こした。

「不思議な音などにかかわっていられないわ。一刻も早く、シヴァ神の元にメッセージを送り届けなくては――」

シャクティ女神が意識波を上方へ向けることに集中すると、アナーハタ・チャクラ（第４輪）の上方になつかしい夫の雰囲気が感じられた。

長年眠っていたせいか、最初は意識がもやもやしていたが、チャクラを１つずつ通過させると徐々にはっきりとしてきた。はっきりとしてくるにつれ、シャクティ女神の意識波は繊細になってきた。

シヴァ神の雰囲気が感じられたことで、その意識波はさらに堅固なものになった。夫のシヴァ神直伝《じきでん》の瞑想能力が見事に発揮された。

「やはり――この方向でよかった」

シヴァ神の座処を確信したシャクティ女神は、さらに意識波を先へ進めた。

すると、ヴィシュッダ・チャクラ（第5輪）というとても清らかなスペースに着いた。

そこは、マディヤマー音という透明感に満ちた音に包み込まれていた。

今まで通ってきたルートがすべて見渡せ、そこからあらゆるスペースをコントロールしているのが感じられた。シャクティ女神のキメ細かな意識波の奥深くまで、マディヤマー音が染み込んでくる。

「ああ、なんて気持ちがいいの。このたとえようのない清らかさに、いつまでも包まれていたい――」

シャクティ女神の意識波は、このヴィシュッダ・チャクラ（第5輪）にとどまっていたいという気持ちでいっぱいになった。

だが、それはほんの一瞬のことだった。

すぐ近くに夫の存在が強く感じられたため、シャクティ女神は思い直し、さらに集中力を高めて意識波を上に向けた。意識波がヴィシュッダ・チャクラ（第5輪）から抜け出したことで、シャクティ女神は平常心を取り戻した。

意識波をさらに上昇させると、新たなスペースにたどり着いた。

そこは、第3の眼ともシヴァの眼とも言われている、アージュニャー・チャクラ（第6輪）というスペースだった。

夫の存在が強く感じられるアージュニャー・チャクラ（第6輪）に入ると、そこは、今自分の意識波が昇ってきた月意識路《イダーナーディー》と、その反対側に位置する太陽意識路《ピンガラーナーディー》、そしてシヴァ神との合一へ向けて自分自身が昇っていくことになる中央意識路《スシュムナーナーディー》の、三つの意識路《ナーディー》の合流点だった。

シヴァとシャクティの合一を果たすには、自分自身が中央意識路《スシュムナーナーディー》を上昇しなければならないのだが、その前にシヴァ神にその意向を伝えなければならない。今は一刻も早く、自分の意識波をシヴァ神に受け取ってもらうことだ。

そこで、アージュニャー・チャクラ（第6輪）からさらに上に意識波を向けると、サハスラーラ・チャクラ（第7輪）があり、そこにシヴァ神の座処を見い出した。夫のシヴァ神は、そこで深い瞑想に浸っていたのだった。

そこは、かつて夫と寝起きを共にしたなつかしいわが家だった。

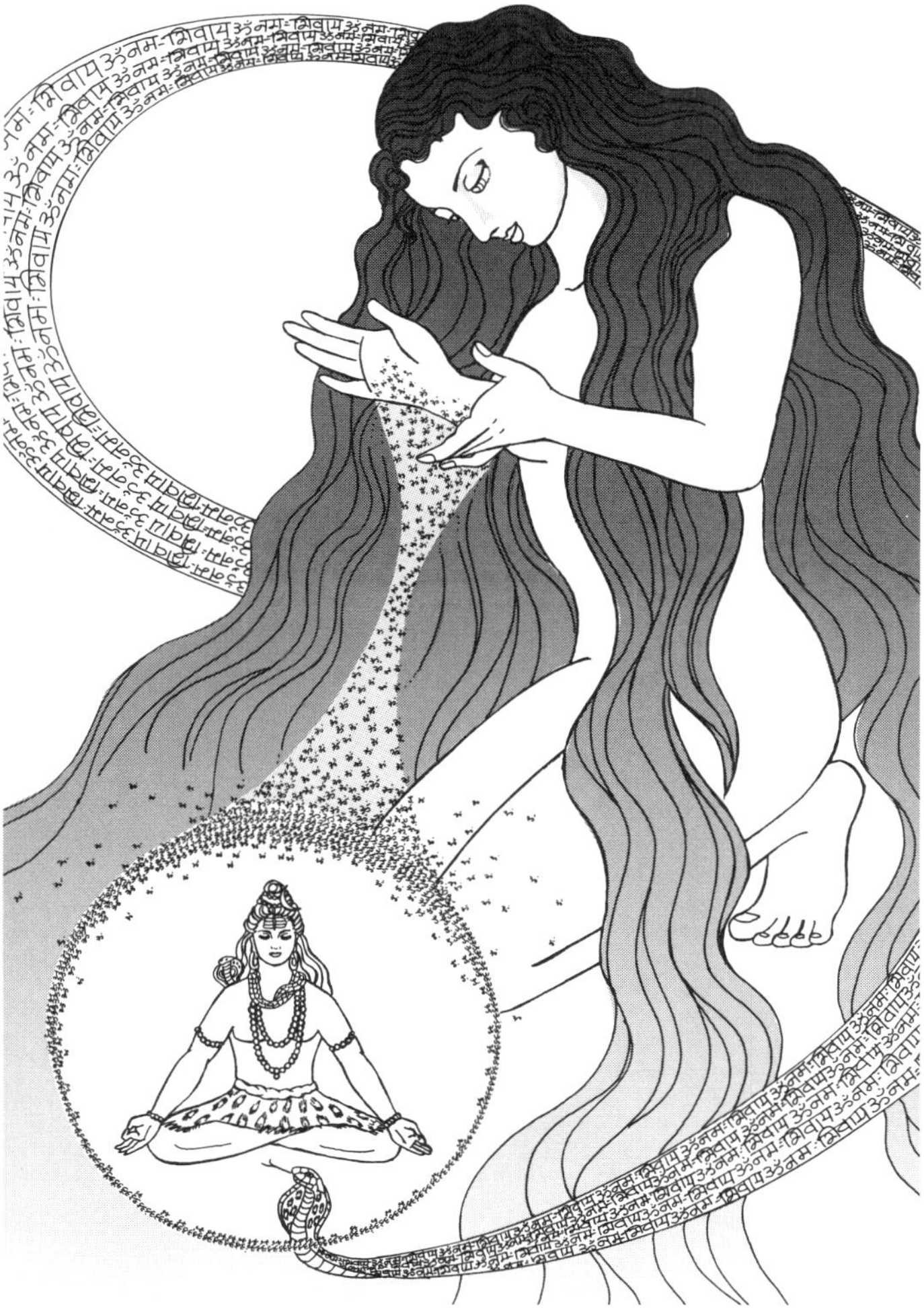
ॐ नमः शिवाय

シャクティ女神は、どうしてもこのサハスラーラ・チャクラ（第7輪）まで来て、シヴァ神と合一しなければならないと痛切に感じた。そして、そのことを最大限の集中力を発揮して意識波でシヴァ神に告げた。

▲意識波の応答

夫のシヴァ神は、妻のシャクティ女神と離ればなれになった後、数百年の間ずっと深い瞑想にふけっていた。

すると突如、何とも言えないほどなつかしい波動が近づいてくるのを感じ取った。

シヴァ神が瞑想を続けたまま第3の眼で確認すると、それは妻であるシャクティ女神の意識波であることが分かった。

その意識波は、第3の眼であるアージュニャー・チャクラ（第6輪）に入ってきて、強いメッセージを送ってきた。

「数百年の間、離ればなれになっていましたが、わたしの意識波がやっとここまでたどり着き、今再びあなたの存在を見つけ出しました。すぐにでもあなたの元に向かいたいと思います。シヴァとシャクティの合一が成就できるようにエネルギーをお与えください。わたしは、ムーラーダーラ・

ャクラというスペースに閉じ込められていますが、シヴァ神のエネルギーがあれば、そこから抜け出すことができるでしょう」

このメッセージを受け取ったシヴァ神は、シャクティ女神と過ごしたなつかしい日々を思い起こしながら、再びシャクティ女神との合一に成功したら、今度こそ真の「解脱《ムクティ》」に至れるだろうと確信した。

そこで、早速そのことをシャクティ女神に伝えなければと考え、「シヴァとシャクティの合一へ向けてできるだけの努力を払おう」という意識波を送ることにした。

シャクティ女神がムーラーダーラ・チャクラ（第1輪）にいることは、意識波のメッセージで分かったので、シヴァ神はアージュニャー・チャクラ（第6輪）から、太陽意識路《ピンガラーナーディー》を通し、真下に向けて右回りの螺旋を描いて、意識波を送り出した。

ところが、第3の眼で三千世界を見透すことには慣れているが、真下のムーラーダーラ・チャクラ（第1輪）に向けて意識波を送るのは初めてのことだった。

そのせいか、サハスラーラ・チャクラ（第7輪）から送りだしたエネルギーが一瞬引っかかってしまった。

「うむ――一体これはどうしたことだ。数百年の間ずっと深い瞑想にふけっていたせいで、意識波の扱い方を忘れてしまったわけはないのだが」

シヴァ神は、まさかアージュニャー・チャクラ（第6輪）で引っかかるとは思っていなかったので少し驚き、その理由を調べることにした。

必要なことを知るには瞑想が最高の手段ということは百も承知なので、すぐにアージュニャー・チャクラ（第6輪）へ向けて瞑想を開始した。

すると、そのアージュニャー・チャクラ（第6輪）にはルドラ結節《グランティ》があり、それが中央意識路《スシュムナーナーディー》の流れを止めていることが分かった。ルドラは『リグ・ヴェーダ』時代の暴風雨神群の父の名であり、ルドラ神はシヴァ神の原型と言われている。

そのルドラ結節《グランティ》を破壊するには、中央意識路《スシュムナーナーディー》に強いエネルギーを流さなければならないことも分かったが、同時に、ただ中央意識路《スシュムナーナーディー》にエネルギーを流し込んだだけでは結節《グランティ》は破壊されないことも、瞑想から会得した。

だが、どうすれば結節《グランティ》は破壊されるのかは、古来、正しく瞑想を積み重ねるものだけが知り得ることで、当然シヴァ神も瞑想を積み重ね続けているので、その答えを得ることができた。

つまり、結節《グランティ》の破壊には、ハラ（破壊者）と呼ばれるシヴァ神のエネルギーを、太陽意識路《ピンガラーナーディー》から勢いよく下降させ、結節《グランティ》の結び目をゆるめておくことが必要だったのである。

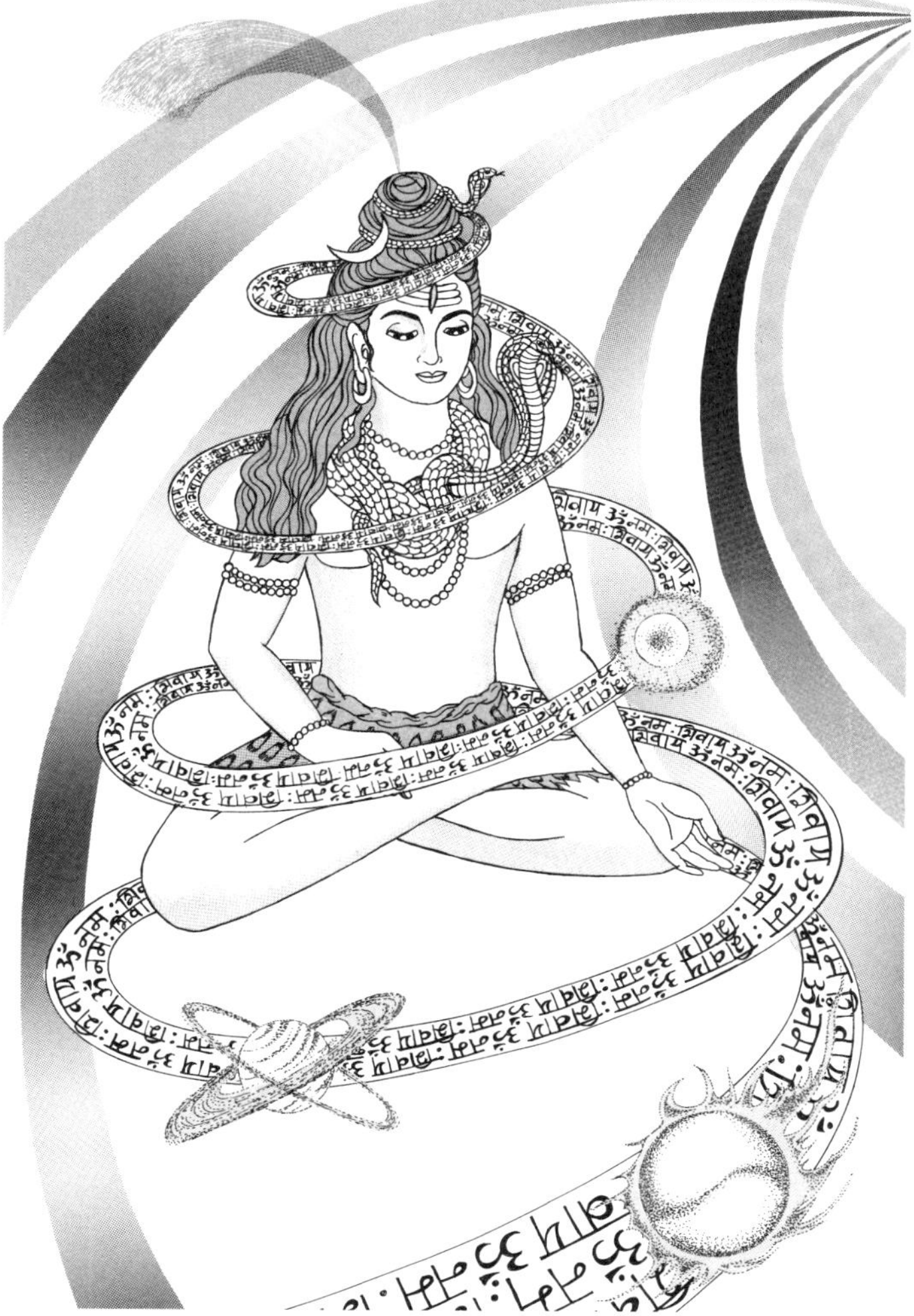

◎結節をゆるめる

▲ルドラ結節《グランティ》をゆるめる

そこまで分かれば後は実行するのみである。

シヴァ神は早速、意識波のメッセージを送るのと同時に、エネルギーを右回りの螺旋を描いて勢いよく下降させた。

エネルギーは、アージュニャー・チャクラ（第6輪）のところで、再び一瞬引っかかりそうになった。だが、ルドラ結節《グランティ》が、自ら結わえた結び目であることを瞑想で知った以上、恐れる必要はない。

シヴァ神のエネルギーは、そのまま螺旋を描いてあっさりと通過し、さらに下降した。そのことで、アージュニャー・チャクラにあるルドラ結節《グランティ》の結び目をゆるめることができた。

シヴァ神のエネルギーは、やがてヴィシュッダ・チャクラ（第5輪）にたどり着いた。

スピードをゆるめずそのままヴィシュッダ・チャクラに入ったが、今度は引っかからなかった。結節《グランティ》の存在も感じることもなく、あっさりとヴィシュッダ・チャクラを通過してしまった。

そして、螺旋の直径も大きくなりスピードもさらに増して、次のアナーハタ・チャクラ（第4輪）

へと至った。

その勢いがあれば、アナーハタ・チャクラも軽く通過できるだろうと思っていたが、そうはいかなかった。

どうも、アナーハタ・チャクラには、さっきのルドラ結節《グランティ》より強固な結節があるようだ。螺旋を描いて下降してきたエネルギーが、完全にせき止められてしまった。

「そうか、中央意識路《スシュムナーナーディー》には、確か3つの結節《グランティ》があると聞いたことがあるが、これは多分2つ目の結節なのだろう」

こうなれば、再び瞑想でこの結節《グランティ》の実態をつかまないことには先に進めないだろうと思い、シヴァ神はアナーハタ・チャクラへ向けての瞑想に入った。すると、この結節《グランティ》はヴィシュヌ結節であることが分かった。

▲ヴィシュヌ結節《グランティ》をゆるめる

ヴィシュヌ神は、シヴァ神と並ぶヒンドゥー教の2大神の1人である。シヴァ派とヴィシュヌ派というヒンドゥー教の2大派閥を成していた。よって、シヴァ神と勢力を二分するこのヴィシュヌ神の結節《グランティ》は、そう簡単にはゆるみそうになかった。

シヴァ神は、ある神話を思い出した。

——乳海撹拌神話の時代、ヴィシュヌ神がモーヒニーという美しい女神に変身した。シヴァ神はモーヒニーと恋に落ち、その結果生まれたのが、右半身がシヴァ神で、左半身がヴィシュヌ神の姿をしたハリハラ神だった——

そこでシヴァ神は自分の存在を、シヴァとヴィシュヌの合体したハリハラ神に変え、再びアナーハタ・チャクラ（第4輪）へエネルギーを送り込んだ。

すると、先程まで完全にせき止められていたのが嘘のように、アナーハタ・チャクラの中へエネルギーが吸い込まれていった。

きっと、左半身のヴィシュヌ神の存在が功を奏したのだろう。これで、ヴィシュヌ結節《グランティ》の結び目がゆるめられたという確信がもてた。

シヴァ神のエネルギーはさらに螺旋を描いて下降を続け、やがてマニプーラ・チャクラ（第3輪）に至った。

ここで、またせき止められるかどうかの不安はあったが、スピードをゆるめずにそのままマニプーラ・チャクラにエネルギーを送り込んだ。

そうすると、今度は引っかかりもなく、結節《グランティ》の存在も感じずにあっさりと通過した。

マニプーラ・チャクラを通過すると、すぐにスヴァディシュターナ・チャクラ（第2輪）に到達したが、ここでも引っかかりはなく、そのままのスピードで通過した。

「たしか結節は3つだったと思うが、単なる記憶違いだったのだろうか――まあ、結節《グランティ》で手間取るよりは、すんなりと通過できた方が楽でいいが」

すんなりと下降を続けられるので、気をよくしてさらに下降を続けたが、突然、最後のムーラーダーラ・チャクラ（第1輪）の手前で、エネルギーのスピードに急ブレーキがかかってしまった。

◆最後の結節をさぐる

「――やはり結節《グランティ》はあったか――」

シヴァ神はそうつぶやき、早速ムーラーダーラ・チャクラ（第1輪）へ向けての瞑想に入った。しかし、瞑想を深めようとしても、いつもと違って集中力に欠け、精神状態が乱れてしまう。もはや、ムーラーダーラ・チャクラの存在さえつかめなくなってしまっていた。

「なんということだ！　こんな状態ではとても結節《グランティ》の実態を見い出せない――大変なことになってしまった」

シヴァ神は珍しく途方に暮れてしまった。

結節《グランティ》の実態が分からないと結節の結び目もゆるめられないし、ムーラーダーラ・チャクラに入ることも不可能だ。

瞑想の達人であるシヴァ神がこんなに動揺してしまったのは、実は、そのムーラーダーラ・チャクラに閉じ込められた妻のシャクティ女神の存在がすぐそばに感じられたからであった。

それに気づいたシヴァ神は、ヒマーラヤで数千年の間苦行を続けたときの意識を取りもどし、限りなく透明で深い瞑想状態に入った。

そのまま淡々と続く瞑想はどこまでも深く、もはやシャクティ女神の存在に動揺することはなくなった。

そうしているうちに、瞑想の底からムーラーダーラ・チャクラの存在がくっきりと浮かび上がり、同時に、エネルギーの流れをせき止めている結節《グランティ》の実態が映し出されてきた。

▲ブラフマ結節《グランティ》をゆるめる

それは、なんとブラフマー神で、その結節《グランティ》はブラフマ結節だった。

シヴァ神とシャクティ女神を離れ離れにさせた張本人で、かつてシヴァ神が口論の末その首を切り落としてしまったブラフマー神が相手だったとは！

シヴァ神にとっては最もやっかいな結節《グランティ》と言えるが、この結び目をゆるめないことには、シャクティ女神にはシヴァ神のエネルギーも意識波のメッセージも届かない。

「ここで挫折するわけにはいかない。なんとかブラフマ結節《グランティ》の結び目をゆるめなければ――だが、

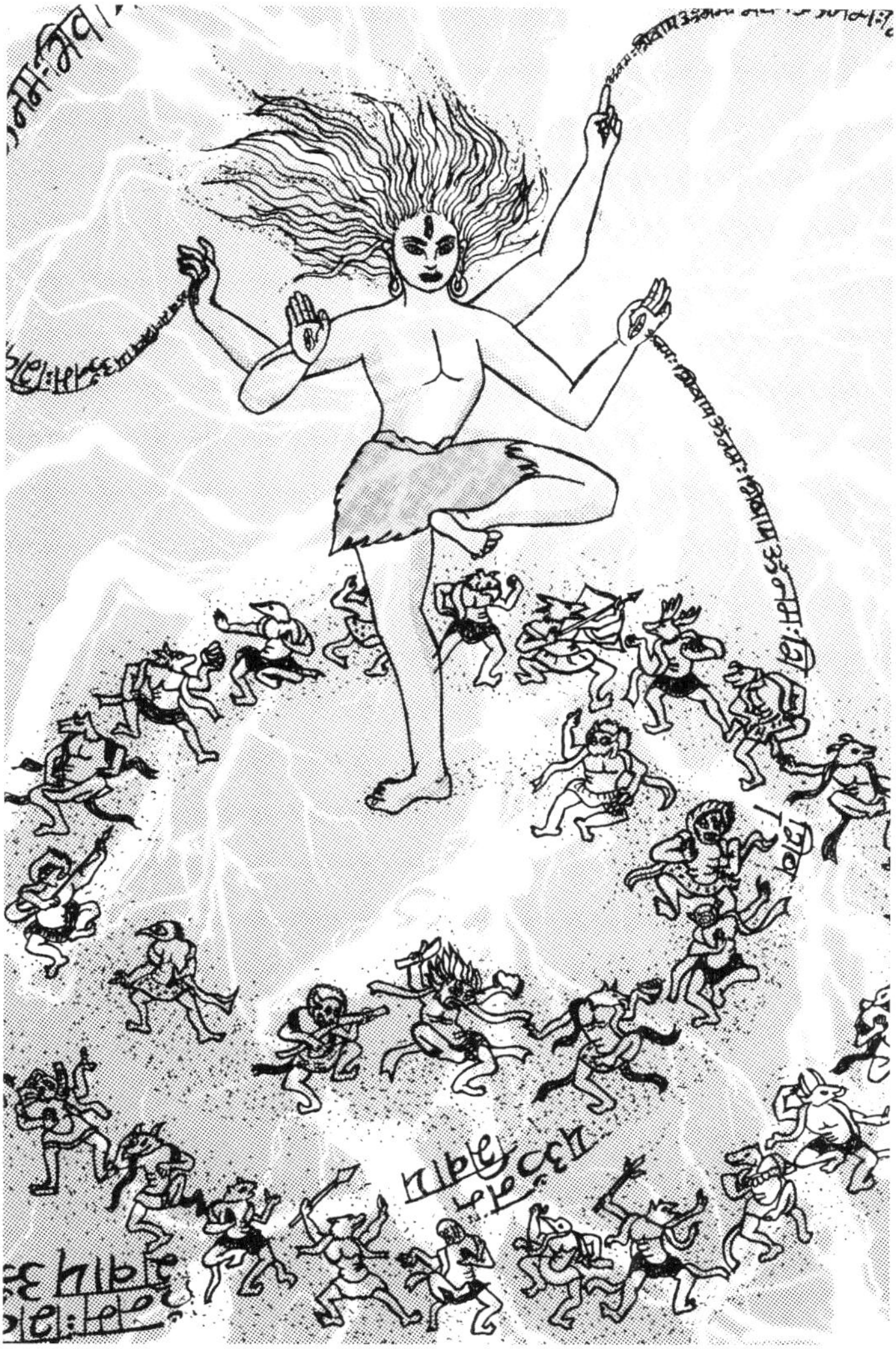

どうしたらよいのだろう?」

シヴァ神は必死で考えたが、なかなかよい知恵が浮かばない。そこで、首を切り落としてしまった神話は何の役にも立たないのでひとまずさておき、もっと役に立つ神話を探し出すことにした。

そこで思い出したのが、サティーとの結婚だった。

――サティーはブラフマー神の孫娘だった。サティーの父親ダクシャは、娘とシヴァの結婚には反対だったが、2人はそれを押し切って結婚してしまった。シヴァを嫌い、何かにつけシヴァと対立する父ダクシャに抗議し、サティーはついに聖火に身を投げて死んでしまう。それを知ってシヴァは激怒し、ダクシャの家を破壊してしまった――

ここまで思い出したシヴァ神は、「そうか――あのとき、わたしはブラフマー神の息子であるダクシャの家を破壊してしまっていたのか――」と気づき、この神話もあまり役立ちそうにないと感じた。一応、自分はブラフマー神の孫娘の夫であるし、少しは結び目をゆるめてくれるかもしれないなどと都合のいい解釈をしてみたが、やはりどうも無理のような気がする。

そこでもう少し適当な神話はないだろうかと考え直したところ、ふとトリプラーンタカ(三城征服者)の話を思い出した。

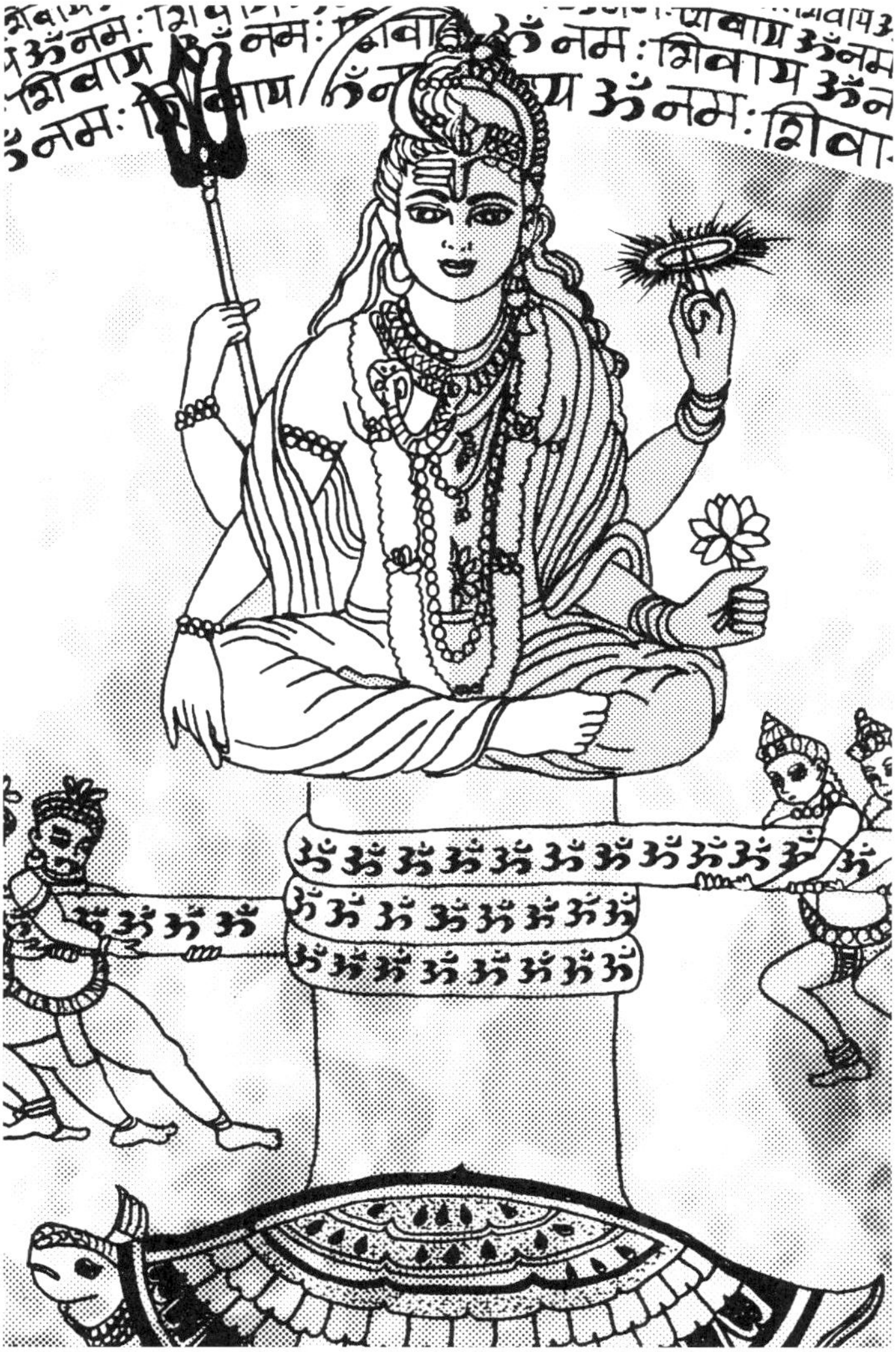
ॐ नमः शिवाय

――魔族のターラカの三人の息子は、それぞれ金の城、銀の城、鉄の城に住んでいた。インドラ神のヴァジュラ（金剛杵）も歯が立たない堅牢な城だったため、彼らを征伐しようとしていた神々は苦戦した。ブラフマー神は、シヴァ神の実力を知っていたので、シヴァ神に助けてもらうように神々に助言した。そして、ブラフマー神自身は戦車の御者になり、シヴァ神とともに戦い、ついには魔族を退治したのだった――

「そう、これだ！　この神話を思い出してくれれば、ブラフマー神もきっとブラフマ結節《グランティ》の結び目をゆるめてくれるはずだ」

シヴァ神は確信した。そして早速、エネルギーをムーラーダーラ・チャクラ（第1輪）へ向けて右回りの螺旋を描きながら下降させた。

シヴァ神の思惑通り、ブラフマ結節《グランティ》の結び目はゆるんだ。

こうして、シヴァ神のエネルギーと意識波は、ムーラーダーラ・チャクラの内部に入り込むことに成功した。

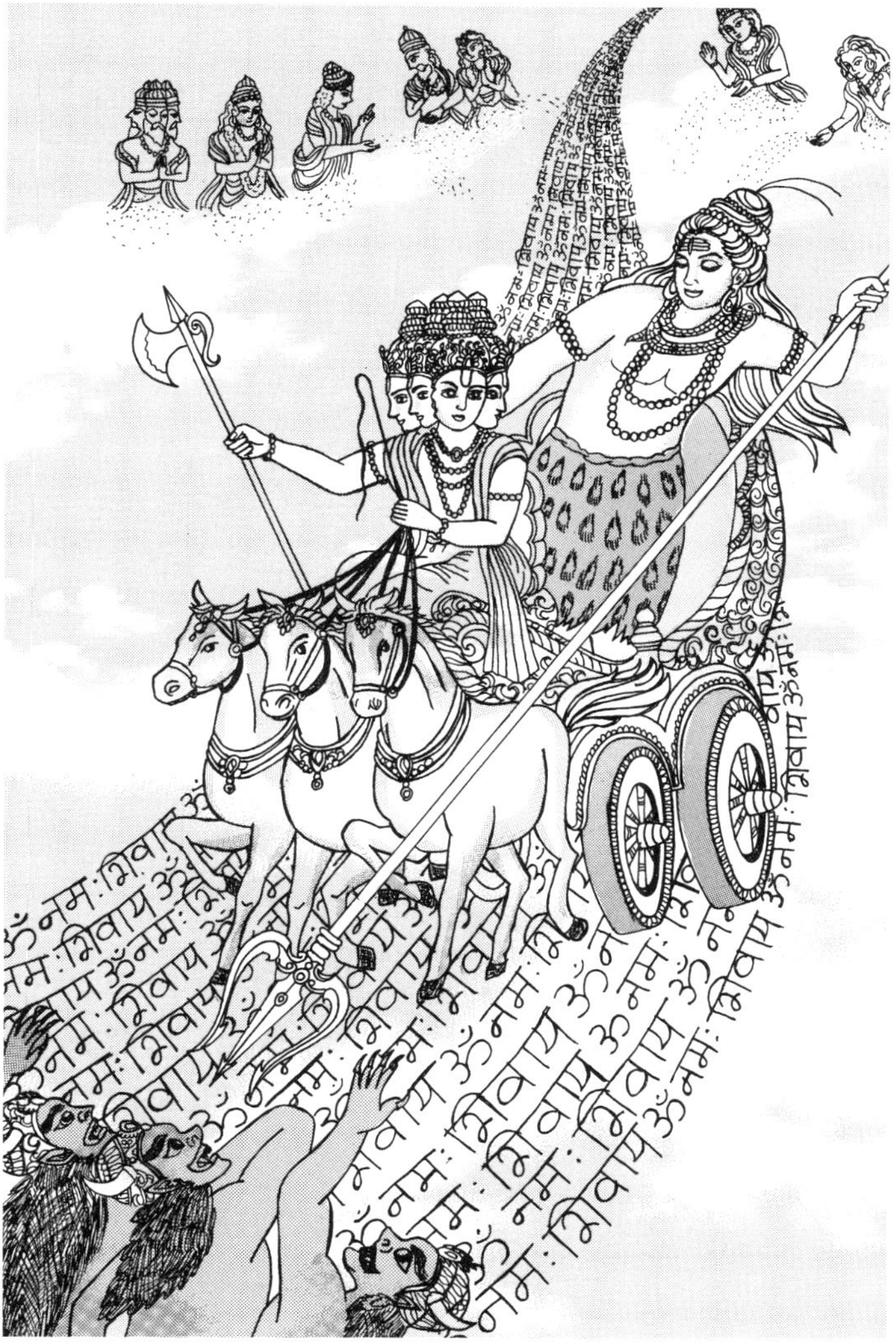
ॐ नमः शिवाय

◎結節を破壊する

▲シャクティ女神を捜す

一刻も早くシャクティ女神を見つけ出し、メッセージを受け取ったことを伝えて、さらに「シヴァとシャクティの合一のためにできるだけの努力を払おう」という気持ちを意識波で伝えなければならない。

シャクティ女神にシヴァ神のエネルギーをしっかりと送り込めば、もう心配はいらないだろう。

その後は、シャクティ女神がわたしの送り込むエネルギーを使って、結び目のゆるんでいる３つの結節《グランティ》を次々と破壊してくれるだろう。

中央意識路《スシュムナーナーディー》の詰まりが完全に取り除かれれば、妻のシャクティ女神がシヴァ神の座処であるサハスラーラ・チャクラ（第７輪）に到達できることは疑う余地がない。そうすれば、真の「解脱《ムクティ》」に至ることができるのだ――。

シヴァ神は次から次へと思いを巡らせたが、ふと我に返り、肝心のシャクティ女神を捜すのを忘れていることに気がついた。

「そうだった、シャクティ女神を捜さねば――」

すぐにムーラーダーラ・チャクラ（第1輪）の内部に意識波を張り巡らし、あたりの様子をさぐりながらシャクティ女神の居所を捜した。

その存在は近くに感じられるのだが、なぜか見当たらない。

それもそのはずで、シヴァ神の意識波は、美しい衣を纏《まと》いこぼれるような笑顔を浮かべた妻を捜していたのだった。

しかし実際は、シヴァ神と離れてしまったシャクティ女神は、3回半とぐろを巻いた蛇神《クンダリニー》の姿に変えられていたのだった。

「近くに妻がいると感じられるのに、人っ子ひとりいないのはどういうことだろう？　とぐろを巻いた蛇が1匹いるだけで、何の手がかりもないとは――」

うかつなことに、シャクティ女神がシヴァ神に送った意識波のメッセージでは「わたしは3回半とぐろを巻いた蛇神《クンダリニー》という変わり果てた姿にさせられています」ということが抜けていた。もっとも、シャクティ女神は数百年もの間蛇神《クンダリニー》の姿でいたので、あまりにも日常的である状態をわざわざ伝えることに思い至らず、また、そのためにシヴァ神が自分の存在を見つけられないなどとは考えも及ばなかった。

それについては、すべてを見透かせるシヴァ神も同様で、妻のことだけは話が別だった。

実は、自分の足元で3回半とぐろを巻いた蛇こそが妻だとは、まったく気づかなかったのだ。いくら鋭敏な意識波をもってしても、シャクティ女神は見つからない。シヴァ神は途方に暮れてしまった。しばらく放心状態になっていたが、ふと「瞑想」のことを思い出した。

「そうだ！　瞑想で見つからないものは何もないのだ――」

シヴァ神は、妻の居場所を見つけようと、即座に深い瞑想状態に入っていった。

▲瞑想で思い込みを超える

瞑想に入ったとたん、張り巡らせた意識波のすぐ側《かたわら》に、妻のシャクティ女神がいるのに気づいた。

「なんということだ！　こんなに近くにいたのに気づかなかったとは――」

さんざん捜しても見つからなかったのに、何とすぐそばにいたのだ。

蛇の姿という外見にまどわされ、「シャクティ女神は美しい姿である」という思い込みが、意識波の知覚を狂わせていたのだ。シヴァ神は、思い込みでとらえる世界がいかに頼りないかを改めて思い知らされた。そして、限りなく深い瞑想に浸り、この上ない三昧《サマーディ》経験を積み重ね、解脱《ムクティ》をも手中に収めたと思っていた自分の浅はかさに改めて気づかされたのだった。

シヴァ神は、姿なき宇宙の創造主ブラフマン（梵）に、「おまえは解脱《ムクティ》を得たと思っているようだが、それが間違いなのに気づくべきだ」と指摘されたことを思い出した。

そして、「大修行者《マハーヨーギン》としてふさわしい神となり、真の解脱に至る日までは、シャクティ女神と離れて、さらに深い瞑想体験を積み重ねるがよい」と言われてからすでに数百年間が経ったのだった。

再び、シヴァとシャクティの合一へ向けての行動を開始した今、現象面だけにとらわれていてはいけないと、シヴァ神は心に誓った。

「たとえ蛇の姿になっていても、愛しい妻であることには変わりがない。妻がここにいることがはっきりと分かった以上——わたしはもはや迷うことはないだろう」

シヴァ神は、シャクティ女神の意識波に自分の意識波動を同調させメッセージを送った。

そして、サハスラーラ・チャクラ（第7輪）の座処での瞑想の中で、このメッセージが妻のシャクティ女神にしっかりと届いたことを確認した。「観想」という瞑想法に熟達したシヴァ神には、メッセージが届いたのを映像で見届けることなどいとも簡単にできることなのである。

▲シヴァ神のエネルギーを受け取る

一方、シャクティ女神は、意識波を上昇させメッセージをシヴァ神に送り届けたという自信はあったが、その後シヴァ神からの返事が来ないので、少しずつ不安になっていた。

そのとき突然、ムーラーダーラ・チャクラ（第1輪）の結界の外から、ドッとすさまじいエネルギーが入り込んできた。

「これは一体なんなの？――」

一瞬目がくらみ、わけが分からなくなったが、それこそが、待ちこがれたシヴァ神のエネルギーと意識波だった。

その意識波は、ムーラーダーラ・チャクラの中を巡り、シャクティ女神を捜し始めた。

シヴァ神の意識波は、3回半とぐろを巻く自分のそばを何度も通るが自分の存在に気づかない。このままずっと気づいてもらえないのではないかと、シャクティ女神は心配になった。

「わたしが蛇神《クンダリニー》の姿になっているのを知らせておくべきだったわ――でも大丈夫、あなたは必ずわたしを見つけてくれるでしょう――」

シャクティ女神は、夫のシヴァ神に全幅の信頼をおいて待った。

すると、シヴァ神の意識波はいったん捜すのをやめて静まったが、やがてシャクティ女神の内部にメッセージが入り込んできた。

「メッセージは確かに受け取った。合一へ向けてできるだけの努力を払おう。力の限りエネルギーを送るので、そのエネルギーをそのまま中央意識路《スシュムナーナーディー》に流し込みなさい。そうすれば、3つの結節《グランティ》を

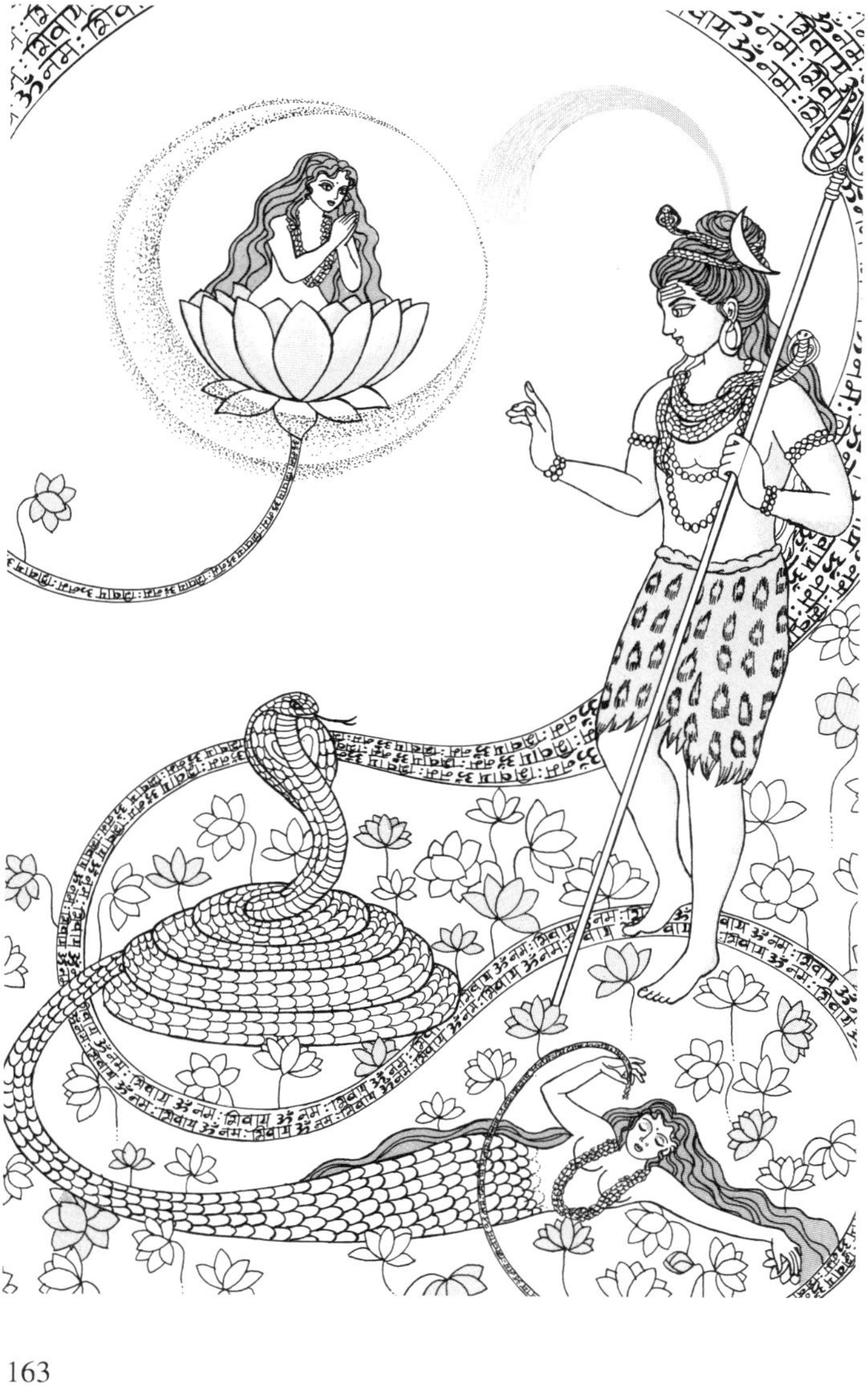

破壊でき、何の障害もなくわたしとの合一を果たせるに違いない」

それは、シヴァ神からの心強いメッセージだった。

メッセージを受け取った直後、シャクティ女神の体内に強いエネルギーが入り込んだ。それはまさしく、3つの結節《グランティ》を破壊するためにシヴァ神から送り込まれたエネルギーだった。エネルギーは、3回半とぐろを巻いた蛇神《クンダリニー》の姿をしたシャクティ女神の中で、轟々《ごうごう》と音を立てて渦巻いた。

▲3つの結節《グランティ》を破壊する

渦巻くエネルギーは、体内に充満し始め、徐々に飽和状態へと向かった。

シャクティ女神は、これほど強力なエネルギーが体内に充満するのは初めての経験だったので、耐えられるかどうか不安だったが、とにかく精一杯がんばってみた。

やがて、体内はシヴァ神から送り込まれた強力なエネルギーで完全な飽和状態になり、シャクティ女神からあふれ出した。

「こんなにすごいエネルギーがあれば、3つの結節《グランティ》を完全に破壊できるわ――」

シャクティ女神は確固とした信念をもって、あふれ出したエネルギーを中央意識路《スシュムナーナーディー》へと送り出した。

ムーラーダーラ・チャクラ（第1輪）内の、中央意識路《スシュムナーナーディー》へ向かう通路には、ブラフマ結節《グランティ》があり、通常は大きなエネルギーは通れない。だが、シヴァ神の努力ですでにブラフマ結節《グランティ》の結び目はゆるめられていたので、シヴァ神から送り込まれた強力なエネルギーが大音響とともにそのブラフマ結節《グランティ》を一気に破壊した。

「ドオォ――――ン！」


大量のエネルギーが、中央意識路《スシュムナーナーディー》へと勢いよく流れ込んでいった。

シャクティ女神は、エネルギーの強さにほんの一瞬驚いたが、すぐに3つの結節《グランティ》の破壊でシヴァ神との合一が成就できるという喜びに変わり、胸が高鳴った。

エネルギーは、まるで濁流《だくりゅう》のようにどんどん中央意識路《スシュムナーナーディー》へと流れ込んでいった。そしてその分だけ、太陽意識路《ピンガラーナーディー》からシヴァ神のエネルギーがどんどんシャクティ女神の体内に流れ込んだ。

シャクティ女神は、自分の体内を経由して中央意識路《スシュムナーナーディー》へ流れ込み続けるエネルギーに、どこまで耐えられるか見当もつかなかった。

「ああ、強すぎる――あなたのエネルギーでばらばらになってしまいそうだわ」

だが、もし充満したエネルギーで肉体が傷ついたり消滅したりしても、シヴァ神のエネルギーによるものであれば、喜んで受け入れようと思った。

「ドオ――ン！」

しばらくすると、エネルギーが流れる音とは別に、はるか上方で大きな岩が砕けるような音がした。シャクティ女神は、目の前でブラフマ結節《グランティ》が破壊されるときの大音響をすでに聞いているので、その音の正体が「3つの結節《グランティ》のうちの2つ目が破壊された音だな」とすぐに理解できた。

予想通り、それはアナーハタ・チャクラ（第4輪）内のヴィシュヌ結節《グランティ》が破壊された音だった。

やがてその音はおさまり、再びエネルギーの流れる轟々とした音だけが残った。

「あとひとつ――」

シャクティ女神は心の中でつぶやいた。そして上方へ意識を向け、結節《グランティ》が破壊される音を聞き逃さないように耳を澄ました。

エネルギーは轟々と中央意識路《スシュムナーナーディー》へ流れこんでいたが、しばらくは何の変化もなかった。

「3つ目の結節《グランティ》は2つ目の結節よりずっと上方にあるので聞こえないのかしら」という思いがよぎった瞬間、ほんのかすかにではあるが、はっきりと前とは違う音が聞こえた。

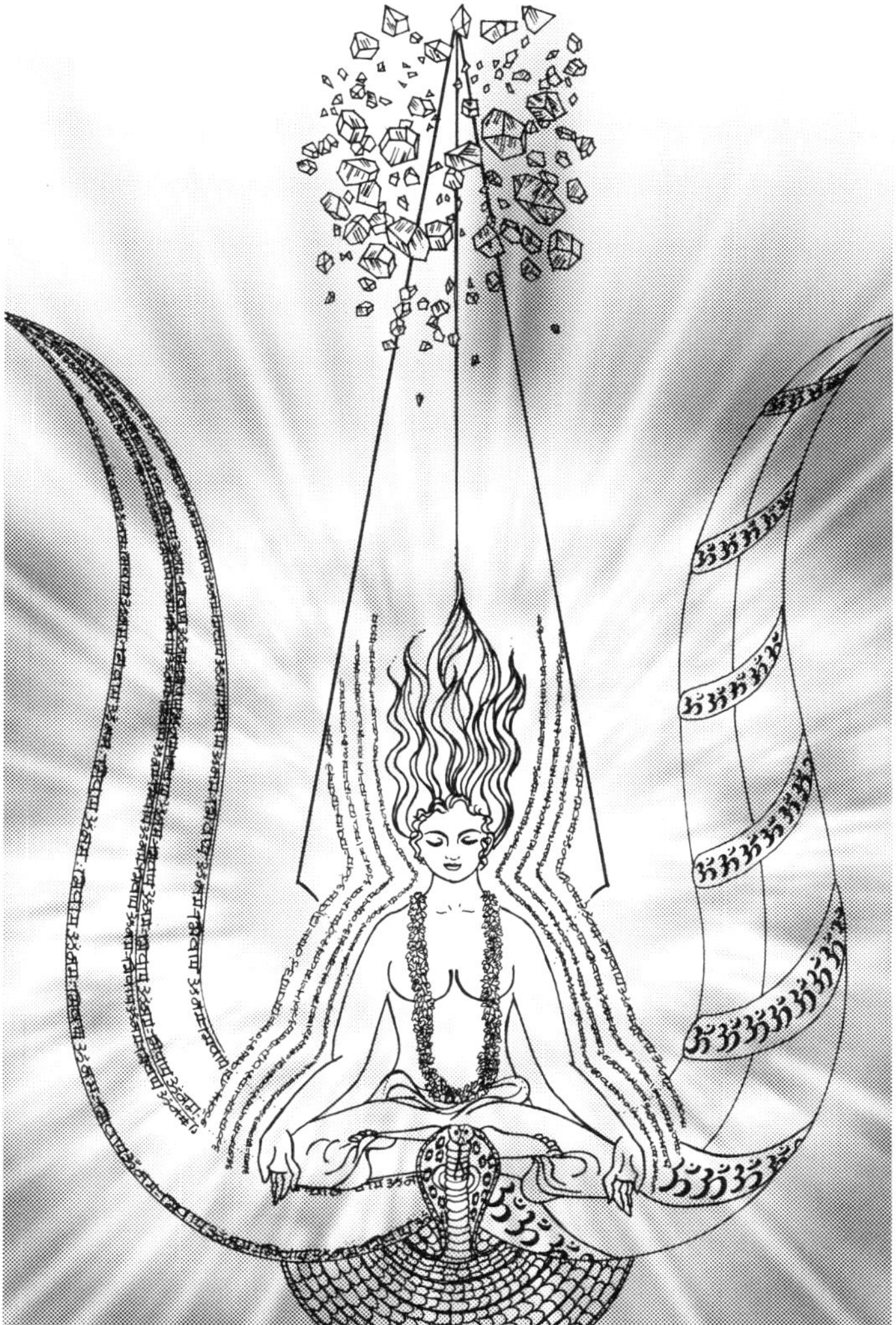

「ドォーン！」

それは、エネルギーが流れる音にかき消されてしまいそうなほど小さな音だったが、明らかに結節《グランティ》が破壊されるときの特徴的な音だった。

シャクティ女神が聞いたその音は、やはりルドラ結節《グランティ》が破壊された音だったのだ。

これで、頭頂部のサハスラーラ・チャクラ（第7輪）までの意識路《ナーディー》には、何も障害がなくなった。ルドラ結節《グランティ》が破壊されると、シャクティ女神の体内に轟々と流れ込んでいたシヴァ神のエネルギーは、霧が晴れるように消え去ってしまい、あたりは静寂に包まれた。

「よかった――」

シャクティ女神は、思わずつぶやいたが、その大役は本当に大変なものだった。これまで、閉じ込められているムーラーダーラ・チャクラ（第1輪）内で、シヴァ神のすさまじいエネルギーを受け止め続けていたため、身体中に起きた細かな震えがなかなかおさまらなかった。

しかし、シヴァ神のようには瞑想に熟達していないので、震えをおさめるため呼吸法を使った。「勝利」や「征服」という意味合いのウッジャーイー・プラーナーヤーマをしばらく続けていると、やがて震えはおさまり、気持ちにも落ち着きが戻った。

◎合一に向けて

▲瞑想のヴィジョンで確認

一方、シヴァ神は、自分の送ったメッセージが妻のシャクティ女神にしっかりと届いたのを確信した後、さらに深い瞑想に入った。

瞑想を深めつつ、太陽意識路《ピンガラーナーディー》を通してシャクティ女神にエネルギーを送り続けたが、3つの結節《グランティ》の結び目がゆるめられたため、容易にエネルギーを送ることができた。

しばらく送りつづけていると「ドォーーン！」というかすかな音が聞こえた。

その瞬間、大音響とともにブラフマ結節《グランティ》が破壊され、大量のエネルギーが中央意識路《スシュムナーナーディー》へと勢いよく流れ込んでいく様子が瞑想中のヴィジョンではっきりと観てとれた。

当然のこととはいえ、ブラフマ結節《グランティ》破壊の様子がヴィジョンで確認できたのはうれしかった。

その勢いに気分をよくし、さらにエネルギーを送り込み続けると、今度はさっきよりはっきりとした「ドオーーン！」という音が聞こえてきた。

それは、間違いなく結節《グランティ》が破壊された音だった。

その瞬間、アナーハタ・チャクラ（第4輪）内のヴィシュヌ結節《グランティ》が破壊される様子も、はっきりとヴィジョンで確かめることができた。

結節《グランティ》の破壊は、解脱《ムクティ》に至る際に欠かせない。シヴァ神は、それを怠《おこた》って解脱《ムクティ》したと思い込んでいた。その未熟さをブラフマン（梵）に指摘されなければ、いまだに結節《グランティ》は破壊されないままだったであろう。

今、2つ目の結節《グランティ》が破壊される音を聞き、ヴィジョンで確かめられたことに、シヴァ神は言葉にならないほど感動した。

「数百年間の瞑想修行は決して無駄ではなかったのだ。結節《グランティ》の破壊というこれほど確かな成果を得られたのだから——ここまでくれば、最後の結節《グランティ》も確実に破壊されるはずだ」

そして、シヴァ神は続けてエネルギーを送り続けたが、しばらくは何も変化がなかった。

シャクティ女神に何かあったのだろうかという不安がよぎった瞬間、

「ドオォ——ン！」

という音とともに、身体がグラッと揺らぐほどの衝撃が走った。

それは、3つ目のルドラ結節《グランティ》が、すぐ足元のアージュニャー・チャクラ（第6輪）で破壊されたことによる衝撃だった。

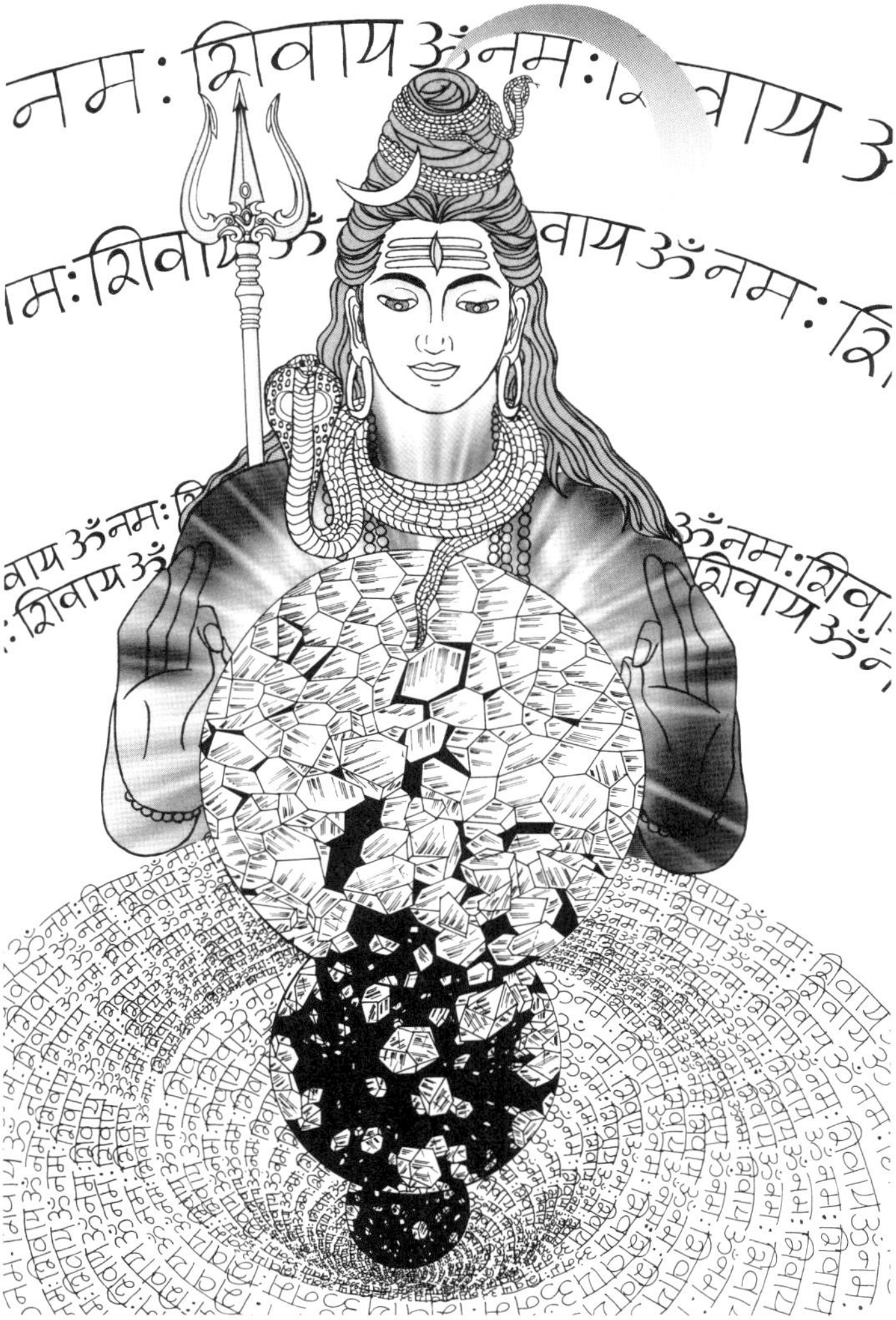
नम: शिवाय ॐ नम:
म:शिवा ॐ
वाय ॐ नम:
ॐ नम:
ॐ नम:शिवा

だが、どんなことが起きても、シヴァ神はもはや自分を見失うことはない。衝撃が起きた瞬間も、3つ目のルドラ結節《グランティ》の破壊される様子がヴィジョンでしっかりと確認できたのだった。

今では、数百年間の瞑想に追いやったブラフマンを恨《うら》むどころか、真の解脱《ムクティ》に至る確信が得られたのだから感謝の気持ちのほうが大きい。

ルドラ結節《グランティ》破壊の直後、太陽意識路《ピンガラーナーディー》からシャクティ女神に送り込んでいたエネルギーが再び戻ってくるのが分かった。これで、シャクティ女神は何の障害もなく自分の元に戻ってこれる。

シヴァ神は、至福感に満たされながら三昧《サマーディ》の大海に漕ぎ出した。

▲美しい女神に戻る

シャクティ女神は、いよいよ「シャクティチャーラニー・ムドラー」というヨーガの技法を使って、サハスラーラ・チャクラ（第7輪）まで上昇するときを迎えた。

シヴァ神の元に戻れば、変り果てた蛇神《クンダリニー》の姿から元の美しい姿に戻れる――

「数百年間過ごしたこの場所は、それなりに心地よく思えていたけれど――でも、わたしはどうしてもあなたの元へ戻りたい！」

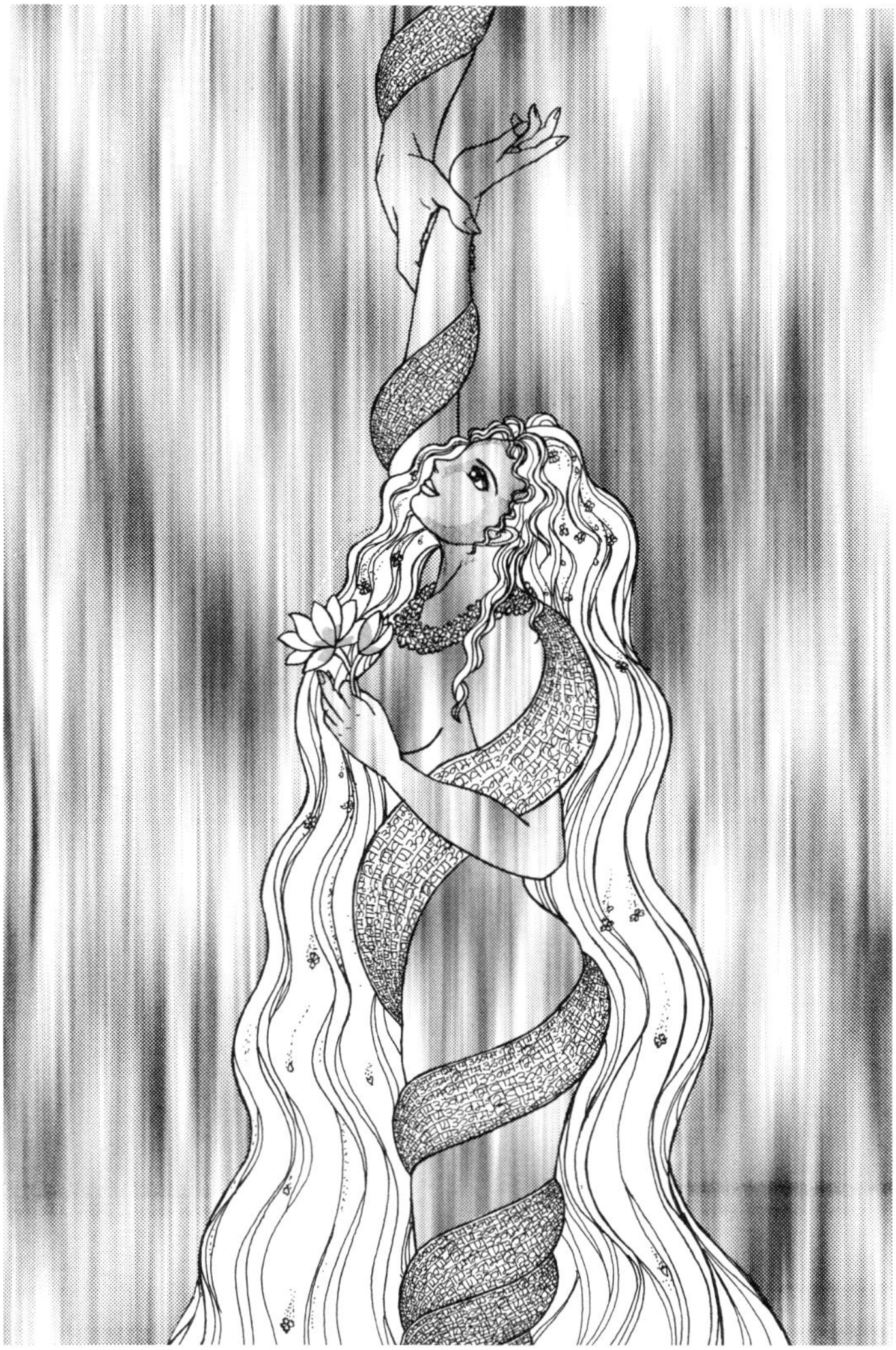

シャクティ女神は、ややもすると行動を起こすのがおっくうになっている自分自身に、こう言い聞かせるようにつぶやいた。

そして、呼吸をととのえ、精神を統一してシャクティチャーラニー・ムドラー行法を開始した。

ムーラーダーラ・チャクラ（第1輪）で、3回半とぐろを巻き眠っていた蛇神《クンダリニー》は、今まさに覚醒しようとしていた。蛇のうろこが細かく震え出し、上昇へ向けてのエネルギーが徐々に満たされた。

「シヴァ神の強力なエネルギーに助けてもらわなくても大丈夫かしら？　とにかく、わたしの精神力だけで中央意識路《スシュムナーナーディー》上昇の旅を成功させなくては。もう後戻りはできないわ――」

今度こそ、意識波を上昇させるのでもエネルギーを送るのでもなく、自分自身が中央意識路《スシュムナーナーディー》を上昇するのだ。そして、何としてでもシヴァ神の元にたどり着かねばならない。

月意識路《イダーナーディー》と太陽意識路《ピンガラーナーディー》内にあったエネルギーが、シャクティ女神の元に吸い寄せられた。左右の意識路《ナーディー》から追い出されたエネルギーは、シャクティ女神の上昇のための大きな原動力となるのだ。

「あなた――勇気を奮い起こして、もうすぐあなたの元へ向かいます――」

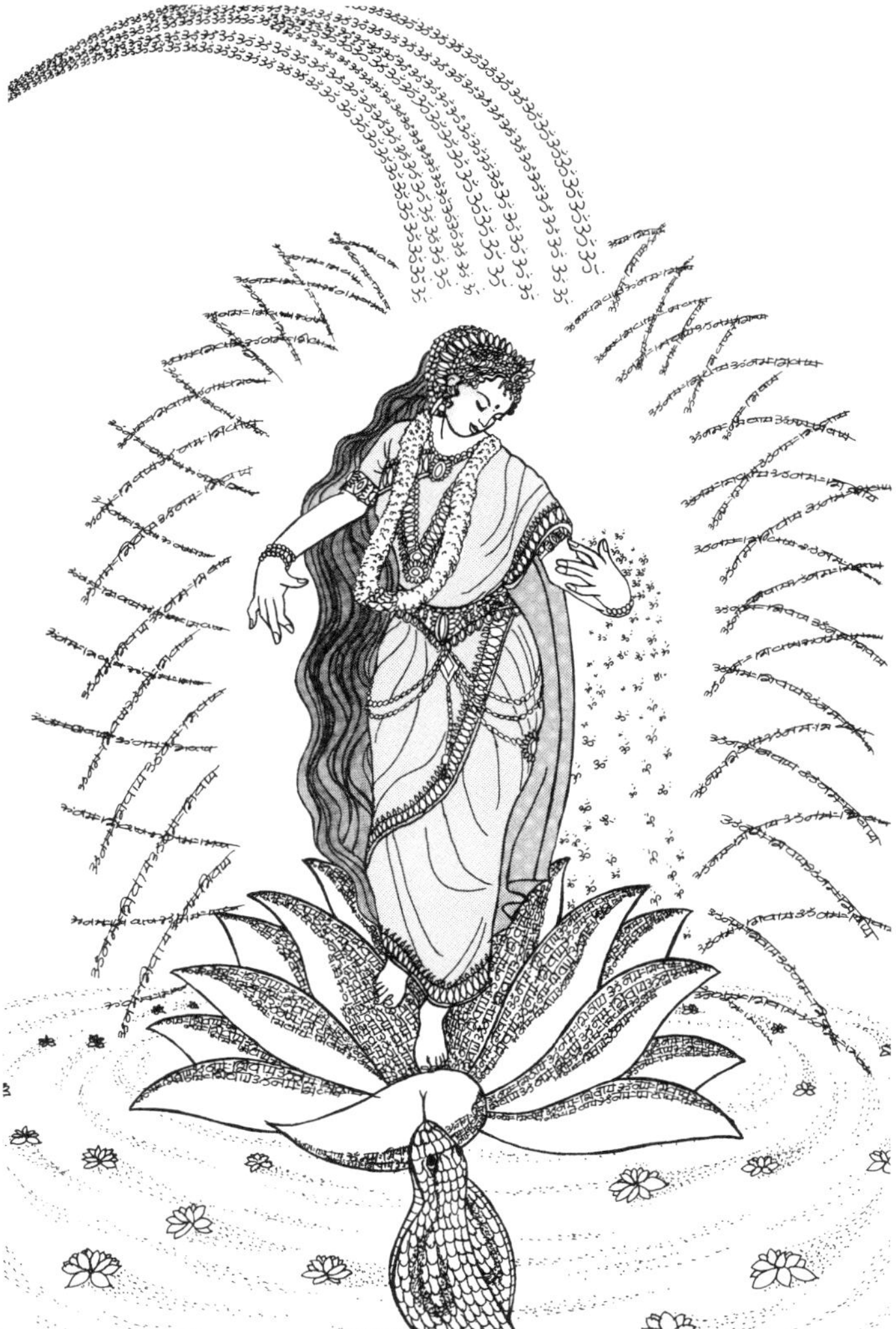

やがて、体内にエネルギーが満ちあふれ、もはやその場にとどまれなくなった蛇神《クンダリニー》は、頭から中央意識路《スシュムナーナーディー》へ入り込んだ。すでに3つの結節《グランティ》が破壊され、何ひとつ障害物のなくなった中央意識路《スシュムナーナーディー》を、蛇の姿のシャクティ女神は一気に上昇する。

上昇とともに、蛇神《クンダリニー》の震えも下から上に移動した。

ムーラーダーラ・チャクラ（第1輪）からスヴァディシュターナ・チャクラ（第2輪）、マニプーラ・チャクラ（第3輪）までのブラフマー神の領域を通過し、アナーハタ・チャクラ（第4輪）とヴィシュッダ・チャクラ（第5輪）のヴィシュヌ神の領域を通り、そしてシヴァ神の領域である眉間のアージュニャー・チャクラ（第6輪）まで到達するのにものの1分程度しかかからなかった。

しかし、その1分間のために数百年間という時間が必要だったのだ。

突然、シャクティ女神は、夫であるシヴァ神の領域までたどり着いたところで異様な感覚に襲われた。

「何かが変だわ。これは一体――」

数百年間ムーラーダーラ・チャクラで過ごし、慣れ親しんできた蛇神《クンダリニー》の感触が消え失せてしまったのだ。シャクティ女神は、自分を失ってしまったような頼りなさにとまどった。

このシヴァ神の領域へ来て、ブラフマー神によって貶《おとし》められていた蛇神《クンダリニー》は、ついに元の美しいシャクティ女神の姿に戻ることができた。シャクティ女神は、数百年ぶりの本来の自分の姿にすぐには馴染めずとまどった。

だが、気を落ち着けて自分の姿を確かめると、当然ながら蛇の姿とは比べものにならない美しさの自分がここにあり、この本来の姿で夫のシヴァ神の元に帰れることに心の底から喜びを感じるのだった。

▲シヴァとシャクティの合一

シヴァ神は至福感に満たされ、三昧《サマーディ》の大海に身をゆだねていた。

「ハッ、このヴァイブレーションは――」

眉間のアージュニャー・チャクラに、何とも言えずなつかしいヴァイブレーションが生じたので、深い瞑想の中でそれに意識を合わせた。

すると、数百年間離れ離れになっていた妻のシャクティ女神が、元通りの美しい姿でそこに立っているではないか。

「――――！」

妻が再び自分の元に帰ってくることは確信していたが、こうして現実に目の前に美しい妻の姿を見ると、改めて深い感慨が沸き起こり、とても言葉にならなかった。

宇宙の創造主であるブラフマン（梵）の命により、妻と離れて数百年間の瞑想修行に入ったが、こうして妻が自分の元に帰ってきた以上、ついに真の解脱《ムクティ》に至ることができるというゆるぎない確信を得た。

宇宙の根源的男性原理であるシヴァと、宇宙の根源的女性原理であるシャクティの合一が、今、まさに果たされようとしている。

シャクティ女神が、サハスラーラ・チャクラに、一歩足を踏み入れるだけでいいのだ。

ただの一点の曇りもない、純粋精神状態でしか果たされることのない真の「解脱《ムクティ》」に至る準備は、万事ととのった――――。

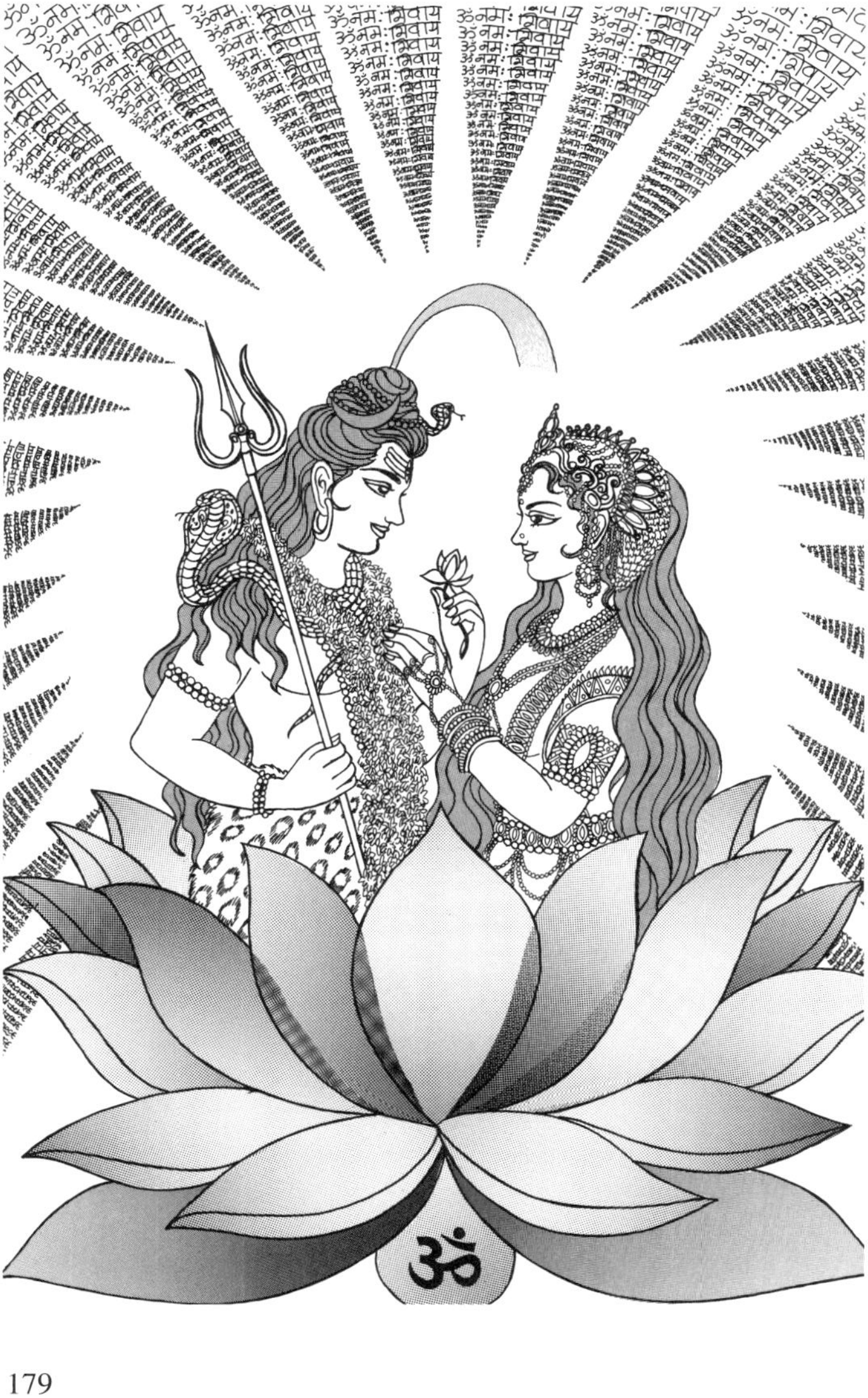
ॐ नमः शिवाय
ॐ

◎第5輪

〈神話の実践〉

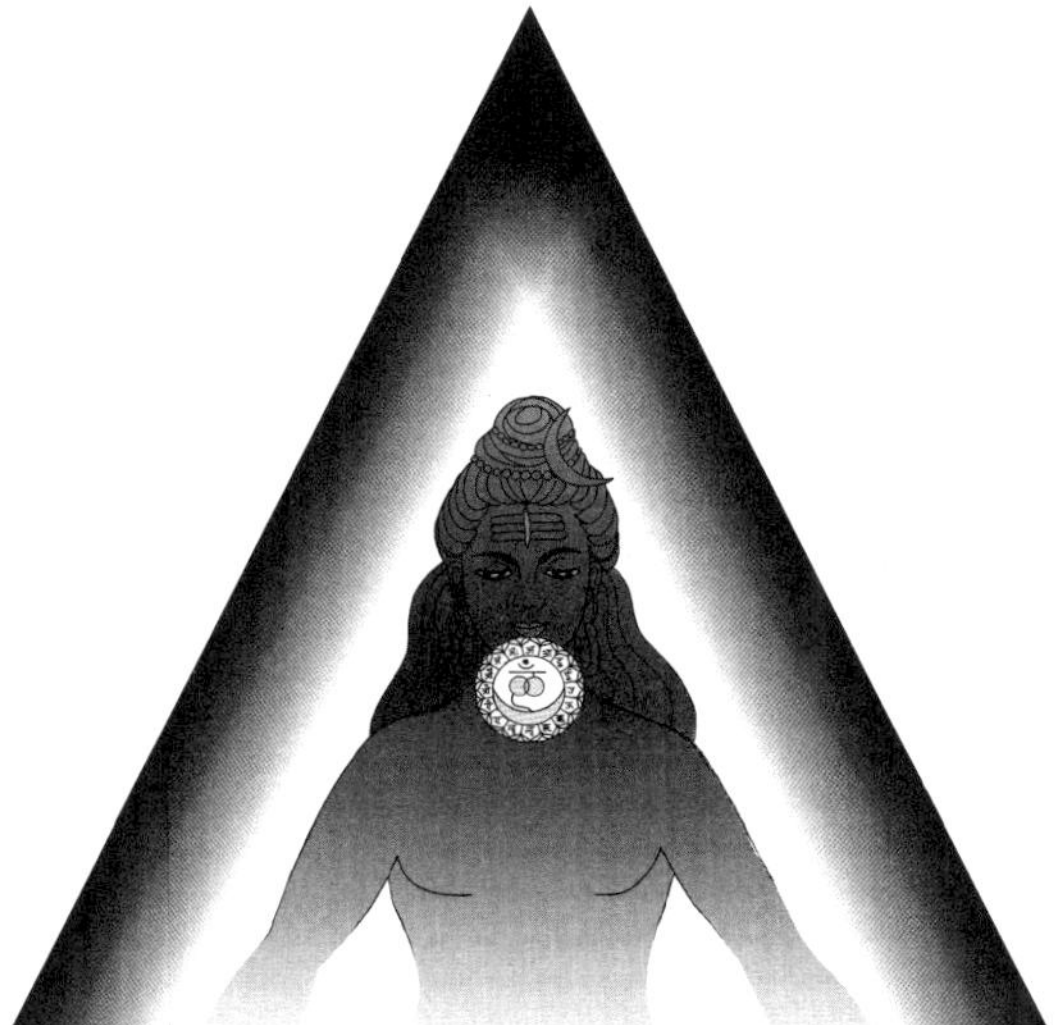

ヴィシュッダ・チャクラ（咽頭部チャクラ）

ヴィシュッダ（清浄）チャクラ（輪）という名の第5のチャクラ（輪）。のどの根元に位置し、16の花弁の蓮華で、それぞれの花弁にサンスクリット語の母音a, ā, i, ī, u, ū, ṛi, ṛī, ḷi, ḷī, e, ai, o. au, ṁ, ḥが書かれている。色は灰色、白、青、紫などいくつかの説がある。支配神はサダーシヴァ神（男性原理と女性原理を併せもつ）でシャーキニー女神を従えている。このヴィシュッダ・チャクラに瞑想することで、雄弁さと4つのヴェーダ（聖典）についての完全な知識が得られるとされている。

◎シャクティ女神の覚醒

▲神話を体現する

わたしの場合、経典の記述から推測してシャクティチャーラニー・ムドラーを体得したのだが、それを誰かに教えるのはなかなか難しい。だが、シャクティチャーラニー・ムドラーは、霊性向上のかなめといえるほど重要な技法なので何とか体得してもらいたい。

そこで考えたのは、神話にでてくるシヴァ神とシャクティ女神を、単なる偶像ではなく生命感あふれる生き生きとした存在として認識してもらうことだった。

そのために、「わたしのクンダリニー覚醒体験」に基づき、伝統的な神話に脚色を加えてシヴァ神とシャクティ女神の物語を創作した。それが、前述の第4輪〈新クンダリニー神話〉である。

体内の意識波やエネルギーをこの物語通りに移動させれば、シャクティチャーラニー・ムドラーを体得する可能性が高くなる。また、この神話の中にはクンダリニー覚醒の助けになるヒントがちりばめられている。

そこで、ここでは神話を体現する具体的な実践方法の説明に入る。

▲シヴァ神夫妻の別離

シヴァ神は、お妃のシャクティ女神と、平穏な日々を過ごしていた。そこは、サハスラーラ（1000枚の花弁を有する蓮華）という名の心地よい空間だった。彼はそこで、大修行者《マハーヨーギン》として、また神々と人間界の長として何一つ不自由なく暮らしていた。

シヴァ神とシャクティ女神が、離ればなれになっているところから始まるのが伝統的なクンダリニー神話だ。だが、夫婦なのだから最初は当然一緒に暮らしていたはずである。

それが離ればなれになるには何かしらの理由がある。

それは、一般的な夫婦の場合でも同じことだ。結婚するときは、生涯添いとげるつもりで一緒になるが、結婚生活を続けるうちに少しずつ不協和音が生じてきて、我慢の限界を越えたときに別居や離婚ということになる。

シヴァ神夫婦の別離には、修行者に対して「現段階で満足してはいけない」という教訓が含まれている。どんな修行をしていても、それに慣れたときこそ気を引き締めなければならないのだ。

クンダリニー覚醒のための修行法も、日々実践する必要はあるが、それが惰性になってはならない。たとえば、ムーラバンダは非常に重要な修行法だが、ただ単に回数を重ねるだけでは意味がない。1回ごとに、どの程度しっかりとバンダをかけられるかが修行内容の密度となって現れる。

話は戻って、そのシヴァ神夫婦の別離、つまり別居理由としては、単に夫婦仲が悪くなったというのではあまりにもお粗末である。そこで、わたしはシヴァ神夫婦が別居するとしたら、原因はやはり、ヨーガ行者としての最大の課題である「解脱《ムクティ》」にあると考えた。

よって、次のような展開となる。

▲ブラフマンの声

あるとき、シヴァ神は、姿なき宇宙の創造主であるブラフマン（梵）の声で、深い瞑想をさまたげられた。

「シヴァよ、聞きなさい――おまえは解脱《ムクティ》を得たと思っているようだが、それは間違いなのに気づくべきだ。大修行者《マハーヨーギン》として、真に神々と人間界の長として君臨するには、今のうちに、その間違いを正しておかねばならない。真の解脱《ムクティ》とは何かを悟るために、これからおまえは数百年間の深い瞑想体験を要するだろう――よって、大修行者《マハーヨーギン》としてふさわしい神となり、真の解脱《ムクティ》に至る日までは、シャクティ女神と離れて、さらに深い瞑想体験を積み重ねるがよい」

ヒンドゥー教の神様には、人間的な側面が多く見られ、神々がアムリタ（不死の霊薬）を奪い合ったり戦争したりという物語が多い。

それで、新クンダリニー神話では、シヴァ神も一般的なヒンドゥー教徒と同様に解脱に至りたいという思いがあるという設定にした。ところが、その思いがいつしか「解脱を得た」と思いこんでしまったのだ。

このパターンは、修行者が最もおちいりやすい罠なので、シヴァ神にも当てはめてみた。「自分は解脱した」と思ってしまったら、それは決して解脱ではないし、修行はそこでストップしてしまう。修行は、基本的には生涯続けるべきものである。どんなに完成度を高めても「完全」ということはない。それは、たとえシヴァ神といえども例外ではない。

少なくとも、人格神という以上完全ではあり得ない。何かしらの個性があり、何かしらの弱点があり、そして何かしらの欠陥がある。だからこそ、インドの神様はヒンドゥー教徒から親しまれ、敬愛されているとも言えるのだ。

ただ、唯一ブラフマン（梵）だけは人格神ではないので、個性も弱点も欠陥もない。「完全」であるがゆえに、人間の姿形をとれないのだ。

本来はブラフマンという名称さえ不必要な存在なのだが、それでは不便なのでブラフマンと呼ばれている。そのブラフマンだからこそ、シヴァ神の「解脱した」という思い違いを指摘できたのだ。

わたしたちも修行の過程で、もし「解脱した」と思ってしまったら、このことを思い出すようにしたい。

ただ、解脱したいという「解脱願望」を否定する必要はなく、むしろ解脱願望があった方が、人間としての完成に向かうには都合がいい。その思いは、地道に修行を続けていると、いつしか自然消滅してしまい、ただひたすら修行を続けているという結果になる。

そうなると、「解脱した」という間違いは起こさないだろう。また、「解脱した」と思ったとしても、それが間違いだとすぐに気づくだろう。

▲瞑想に入る

ゆるぎないブラフマンの声には、何一つ疑念を挟む余地はなく、妻のシャクティ女神がいずこかへ去ってしまった後であるのは確かだった。

ここで、あわてて妻を捜し求めても無意味なのは明白である。夫婦の仲を裂いたブラフマンに対して恨みはある。しかし、自分がもっと瞑想修行を積み重ねて大修行者《マハーヨーギン》になれば、妻のシャクティ女神とは必ず合一できる日が来るだろうと思える。となれば、今やるべきなのは、妻を捜すことではなく、真の解脱《ムクティ》へ向けての旅である。

そう悟ったシヴァ神は、すぐさま深い瞑想へ入った。

そして数百年が経過する。

さすがに、シヴァ神は鋭い判断力を身につけている。ヨーガ修行を実践し瞑想を深めていけば、当然、直感力、判断力、洞察力などが身についてくる。「解脱した」というのは間違いだったとすぐに気づき、さらなる深みへ向けて「瞑想」を積み重ねる必要があることを理解したのだった。

瞑想を深めると、あらゆることに対して理解が深まる。したがって、間違ったとき、勘違いしたとき、判断がつかないとき、迷ったときなども、すべて瞑想能力が生きてくる。クンダリニー覚醒も、当然瞑想能力が関係してくる。

単に超常的能力を目覚めさせればよいのではなく、物事に対する理解力や判断力、洞察力などが備わっていないと、クンダリニー覚醒を果たしても意味がない。

クンダリニー覚醒は、超能力者になろうというものではなく、人間としての完成を目指すものなのである。重要なのは人格者になることであり、徳の高い人間になることだ。そのことを熟知していたシヴァ神は、さらなる向上に向けて深い瞑想に入ったのだった。

▲眠れる蛇神《クンダリニー》

一方、シヴァ神と離れ離れになってしまったシャクティ女神は、ブラフマー神（梵天）によって「3回半とぐろを巻いた蛇神《クンダリニー》」の姿に変えられ、長い眠りに入った。

そこは、ムーラーダーラ（根を支えるもの）という名の実に居心地のよいところだった。ただ、残念なことにブラフマー神の領域で、夫であるシヴァ神の影響下ではなかった。

シャクティ女神が「3回半とぐろを巻いた蛇神《クンダリニー》」の姿で眠っているのは、人間に与えられた安全装置だといえる。人間は、内在する大いなるエネルギーをむやみに暴発させないように一カ所に閉じ込めることで、通常の社会生活を営むことが可能になっている。それを暴力的な方法で目覚めさせるのは、「百害あって一理なし」といえる。

クンダリニー・ヨーガの流派の中には、単にシャクティを目覚めさせてしまうような荒修行を実践しているケースもあるが、そういうことはしない方がいい。準備ができて時がくれば、安全に目覚めさせることができるのである。それまでは、むしろ静かに眠らせておく方が正しい。

▲シャクティ女神の覚醒

数百年という長い眠りを経た後、シャクティ女神は、やっと半覚醒の状態を迎えるに至った。うつらうつらとした状態から徐々に意識が戻ってきた。そして、数百年前、夫であるシヴァ神と離れてしまったことを思い出した。そこで、自分の夫であるシヴァ神の居場所を見つけようと意識のアンテナを張りめぐらし、夫の生命が息づいている方向を見つけようとした。それは、ちょうど蛇が鎌首をもち上げ、いろいろな方向を向いて、獲物を探しているかのようだった――。

機が熟してシャクティ女神が目覚めた。あらゆる準備がととのい、クンダリニーが覚醒するのに何ら不足はない。シヴァ神とシャクティ女神の別離は、そのための準備期間だったのだ。

同じように、クンダリニー覚醒へ向けて修行している者も、準備段階で間違った考えや奢《おご》りなどをなくしておかなければならない。常に謙虚な姿勢で修行に打ち込まなければ、どこかで道を踏み外してしまう危険性がある。

クンダリニーが覚醒してからでは遅いのだ。その前に、一社会人として恥ずかしくない人間になっていなければならない。それはクンダリニー覚醒に限らず、いつでも何にでも当てはまることだ。ここまでは、実践面としては準備期間であり、修行者としての心構えやクンダリニー覚醒へ向けての正しい考え方を養っておく部分である。

シャクティチャーラニー・ムドラーの実践はこの先から始まる。

◎シヴァ神への意識波

▲意識波を送り出す

上方に意識を向けると、すぐ上からエネルギーが流れ込んできているのに気がついた。

その先には、スヴァディシュターナ・チャクラ（第2輪）と呼ばれるスペースがあるのだが、シヴァ神の波動はそちらから来ているような気がする。そこでシャクティ女神は、シヴァ神に自分の存在位置を知らせつつ、「今すぐにもシヴァ神の元へ戻り、シヴァとシャクティの合一を果たしたい」というメッセージを、エネルギーが流れ込んできている方向へ向けて送ることにした。

メッセージは、意識の波動として、左回りの螺旋を描き上方へ向けて送り出された。

上昇へ向かうとき、螺旋は左回りをとる。逆に、下降へ向かうときは、螺旋は右回り（時計回り）をとる。シャクティ女神が上昇へ向かうときには、左側の月意識路《イダーナーディー》というエネルギーの通路を通る。

まず、腰の回転が自由にできるような楽な坐法をとる。

腰を少し左後ろにひいて、脊椎最下部の左寄りにスタートポイントを決める。そこから右（実際は中央）、左前、左、後ろという順序で螺旋《らせん》を描いて上昇するイメージで腰を回転させる。

実際に腰を回転させる前に、3回転半だけイメージで回転させる。これは、3回転半とぐろを巻いている蛇神《クンダリニー》の姿の確認である。腰を少し左後ろに引いたまま、イメージでの3回転半から抜け出し、そのままスタートポイントまでイメージでもってくる。ここで、イメージで描く螺旋は4回転になる。

このときの注意点は、実際に身体を動かさないことである。イメージで描くときに実際に身体が動いてしまうと、その分イメージが希薄になってしまうからだ。

そこから実際に腰を回転させる。

最初の1回転目で、ムーラーダーラ・チャクラ（第1輪）の存在の再認識をする。そして2回転目からは、ムーラーダーラ・チャクラを抜け出して、シャクティ女神の意識波がイダー・ナーディー（月意識路）を上昇する。

左右のナーディーを肉体面で象徴的に現したのが、背柱の両脇に出ている背筋《はいきん》と、ナウリ・クリヤーのときに体の前面に出る2本の腹直筋《ふくちょくきん》である。

4回転目で、意識波はスヴァディシュターナ・チャクラ（第2輪）に入る。その4回転目の1周で、スヴァディシュターナ・チャクラの存在をしっかりと確認する。

そして5回転目から、スヴァディシュターナ・チャクラを抜け出して、5回転目、6回転目と上昇する。

▲上昇角度の目安

その7回転目（次の1回転目）に入るところで、マニプーラ・チャクラ（第3輪）になる。最初のスタート地点であるムーラーダーラ・チャクラ（第1輪）から、スヴァディシュターナ・チャクラ（第2輪）を通り、マニプーラ・チャクラ（第3輪）に至るまでは、左肩に向かって上昇させる。これは、実際に左肩に向かうのではなくて、上昇角度の目安である。

上昇に向かうときの回転には、拡散する性質がある。単に螺旋を描いて上昇させるとどんどん拡散してしまい、サハスラーラ・チャクラの方向へ向かわなくなってしまう可能性がある。もしこの段階で垂直に上昇させようとすると、左寄りのルートを取るのが難しくなり、たいていは中央か、うっかりすると右寄りのルートになってしまう。

そこで、左肩に向けると安定したイダー・ナーディー（月意識路）のルートを取ることができる。この上昇角度の目安は、上に行くにしたがって、左耳、左目、という具合にポイントをずらすことでつけていく（図3）。

▲チャクラをたどって上昇する

スヴァディシュターナ・チャクラ（第2輪）を通り、さらに上方に意識の波動を送ると、マニプーラ・チャクラ（第3輪）という、まるで宝石の町のようにキラキラしたスペースにたどり着いた。

シャクティ女神は、閉じこめられているムーラーダーラ・チャクラ（第1輪）内で、さらに気を引き締めて、しっかりと意識波を送った。パラー音という神秘的な音のヴェールの中を、シャクティ女神の意識波が通過して先へ進むと、今度はアナーハタ・チャクラ（第4輪）という不思議なスペースが出現した。ここでは、パシャンティ音という奇妙な音が渦巻いていた。このスペースでは、エネルギーがせき止められているような変な感じがした。そして、ここまでくると、ブラフマー神の影響が薄れたのを感じとれた。

宝石の町という名の、マニプーラ・チャクラに入ったら、最初の1回転はチャクラの存在確認に使う。2回転目からは上昇させるのだが、その間、どのあたりで意識波がマニプーラ・チャクラから抜け出したかを観察する。腰を回転させて上昇していく過程で、チャクラ内にあるときの質感と、抜け出したあとの質感の違いを見つけるようにする。他のチャクラでもそれは感じられるが、このマニプーラ・チャクラが、一番はっきりと分かるだろう。

マニプーラ・チャクラからアナーハタ・チャクラまでは、左耳に向かって上昇させる。6回転の終わりで、次のアナーハタ・チャクラの入り口にくる。

そして、7回転目（次の1回転目）のスタートから右前方（中央）に向かうところで、アナーハタ・チャクラ（第4輪）に入る。シャクティ女神をムーラーダーラ・チャクラ（第1輪）に閉じ込

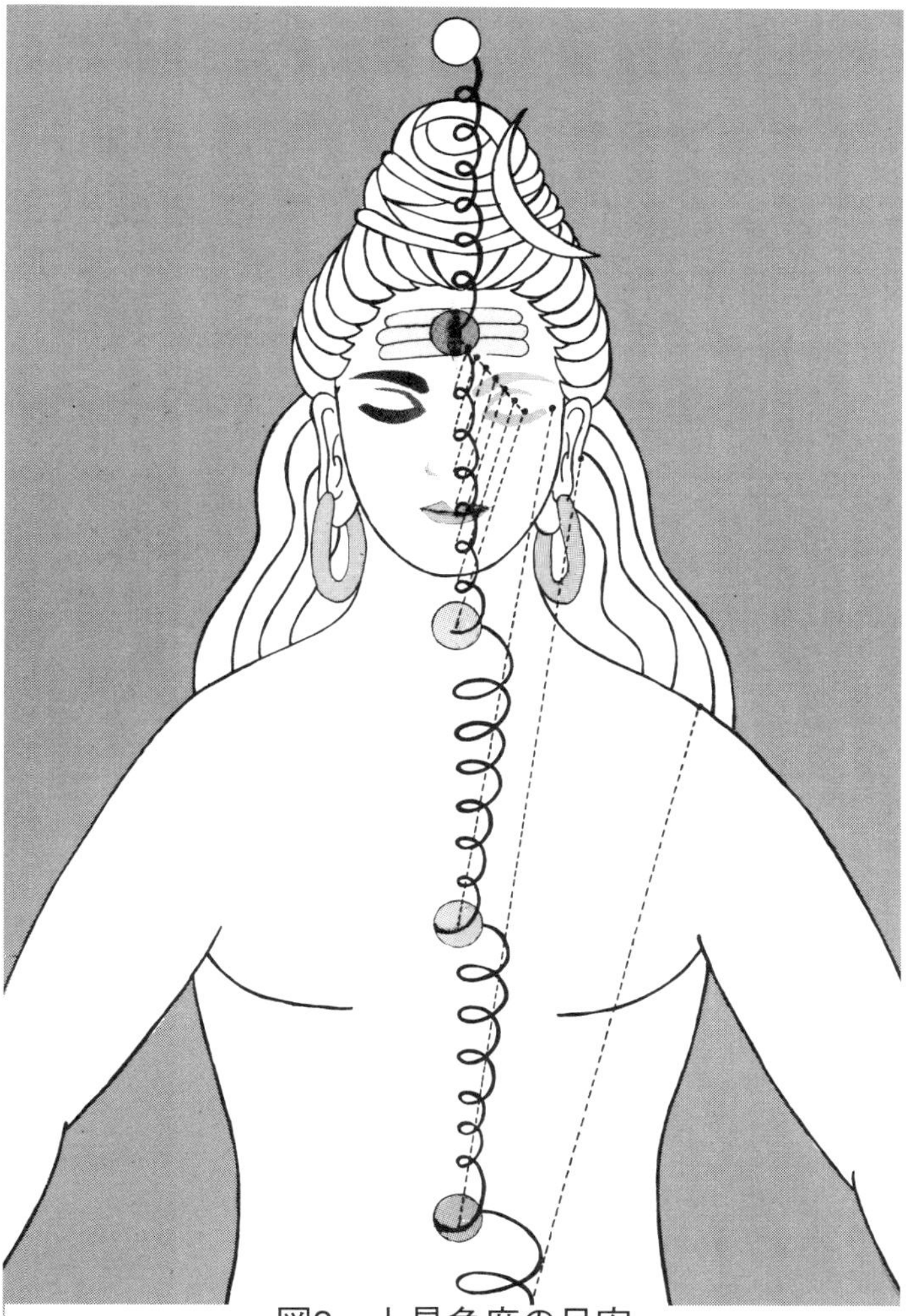

図3　上昇角度の目安

めたブラフマー神の領域を抜けて、意識波はここからヴィシュヌ神の領域に入る。

この7回転目を1回転目として、シャクティ女神の意識波はさらに上のヴィシュッダ・チャクラ（第5輪）へと向かう。やはり、アナーハタ・チャクラの1回転目をチャクラの存在確認に使う。

そして2回転目から6回転目まで螺旋を描いて上昇させるが、上昇角度の目安は左目になる。ここでも、どこでアナーハタ・チャクラを抜け出したかの観察をする。

▲清浄な場――ヴィシュッダ

シャクティ女神が、意識波を上方へ向けることに集中すると、アナーハタ・チャクラ（第4輪）の上方になつかしい夫の雰囲気が感じられた。やはりこの方向で良かったのだと確信したシャクティ女神は、さらに意識波を先へ進めた。すると、ヴィシュッダ・チャクラ（第5輪）という、とても清らかなスペースに着いた。今まで通ってきたルートがすべて見渡せ、そこからあらゆるスペースをコントロールしているのが感じられた。

6回転が終わり、7回転目に入るときに、ねらいを定めて針の穴を通すような気持ちで、ヴィシュッダ・チャクラ（第5輪）に入る。右（実際は中央）、左前、左、後ろという順序で、螺旋を描いて上昇するイメージで腰を回転させるのは同じだが、上昇するにしたがって、腰の回転が小さくなる。各チャクラに入るときの入路の幅は、上昇するにしたがって狭くなる。特に、このヴィシュッダ・チャクラは狭いので、ねらいを定める必要がある。

意識波がヴィシュッダ・チャクラに入ったら、チャクラの存在確認は必要ない。そのまま螺旋を描いて上昇し続ける。そして、次のアージュニャー・チャクラ（第6輪）までは、1回転毎に上昇させるポイントを左目から眉間にずらしていくようにする。ヴィシュッダ・チャクラ内にとどまることはない。6回転の終わりで、アージュニャー・チャクラの入り口までくる。

▲意識波がシヴァ神に届く

夫の存在が強く感じられるアージュニャー・チャクラ（第6輪）に入ると、そこは、今自分の意識波が昇ってきた月意識路《イダーナーディー》と、その反対側に位置する太陽意識路《ピンガラーナーディー》、そしてシヴァ神との合一へ向けて自分自身が昇っていくことになる中央意識路《スシュムナーナーディー》の、三つの意識路《ナーディー》の合流点だった。アージュニャー・チャクラ（第6輪）からさらに上に意識波を向けると、サハスラーラ・チャクラ（第7輪）があり、そこにシヴァ神の座処を見いだした。夫のシヴァ神は、そこで深い瞑想に浸っていたのだった。シャクティ女神は、どうしてもこのサハスラーラ・チャクラ（第7輪）まで来て、シヴァ神と合一しなければならないと痛切に感じた。そして、そのことを、最大限の集中力を発揮して意識波でシヴァ神に告げた。

アージュニャー・チャクラに入ってからは、上昇のスピードをゆるめず、むしろスピードアップして螺旋を描いて真上に向かう。この場合は、中央を囲んだ螺旋を描くようにする。小さな腰の回転で6回転して、勢いをつけてブラフマランドラ（梵穴）から意識波をサハスラーラ・チャクラ（第7輪）へ送り込む。

6回転が終了して、7回転目に入るところで、腰の回転を急停止させる。そのとき、それまでの回転力で、意識波がサハスラーラ・チャクラへ勢いよく入り込むようにする。それによって、頭頂部の上にあるサハスラーラ・チャクラに、意識波がたどり着いたことが実感できれば申し分ない。

そして「数百年の間、離れ離れになっていましたが、今再びあなたの存在を見つけ出しました。すぐにでもあなたの元に向かいたいと思います。〈シヴァとシャクティの合一〉が成就できるようにエネルギーをお与えください。わたしはムーラーダーラ・チャクラというスペースに閉じこめられていますが、あなたのエネルギーがあれば抜け出すことができるでしょう」というメッセージを、くり返し頭の中で唱えてから、体内の状態を観察しつつ瞑想に入る。

▲意識波上昇のまとめ（レベル15）

一つひとつのチャクラごとに、神話に沿って練習したら、ここまでをつなげてみるといい。そして途中で止まったり引っかかったりせずに、サハスラーラ・チャクラ（第7輪）までたどり着けるようにする。この意識波上昇と、次の意識波下降のイメージを描いた図4を参考に練習するとよい。

回転数	内容　［上昇角度］
4	腰の位置を脊椎最下部の左寄りにして、ムーラーダーラ・チャクラ（第1輪）内でイメージで回転する
1	実際の回転を開始する。ムーラーダーラ・チャクラ（第1輪）の存在確認　［左肩］
2〜3	上昇　［左肩］
4	スヴァディシュターナ・チャクラ（第2輪）の存在確認　［左肩］
5〜6	上昇　［左肩］
1	マニプーラ・チャクラ（第3輪）の存在確認　［左肩］
2〜6	上昇　［左耳］
1	アナーハタ・チャクラ（第4輪）の存在確認　［左耳］
2〜6	上昇　［左目］
1〜6	ヴィシュッダ・チャクラ（第5輪）に入りそのまま上昇する ［左目から眉間に1回転ごとにずらす］

1〜6	アージュニャー・チャクラ（第6輪）に入りそのまま勢いをつけて上昇する　［頭頂部］
7	7回転目に入るところで腰の回転を急停止させ、その勢いで意識波をサハスラーラ・チャクラ（第7輪）に送りこむ

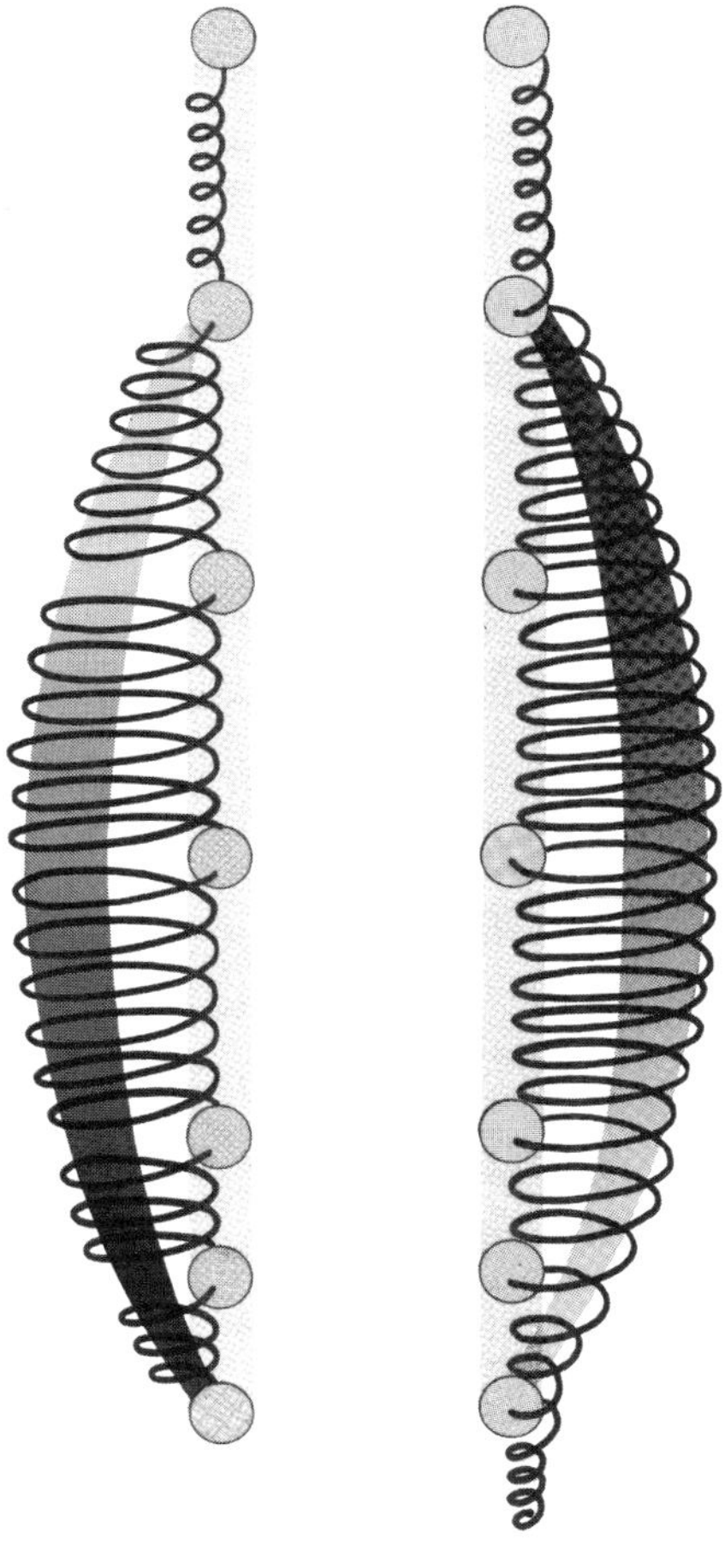

図4　意識波の上昇と下降のイメージ図

◎結節をゆるめる

▲意識波を下降させる

さてメッセージを受け取ったシヴァ神は、シャクティ女神に「シヴァとシャクティの合一へ向けてできるだけの努力を払おう」という意識波と、結節破壊のためのエネルギーを送ることにした。

サハスラーラ・チャクラ（第7輪）から、右前、右、後ろという具合に小さく腰を右回転させて、螺旋を描いて下降する。その場合、中央を囲んだ螺旋でもいいし、やりにくければ、中央とやや右寄りの2本の柱にかけて、螺旋を描いて下降していくようにする。

そして6回転してから、アージュニャー・チャクラ（第6輪）に入る。

下降時には、勢いをつけて螺旋を描く必要がある。なぜなら、結節を破壊しなければならないからである。アージュニャー・チャクラにはルドラ結節があるので、すぐにその結節をゆるめなければならない。

クンダリニーエネルギーの象徴である蛇は、上昇するときは「創造」を表し、下降するときには「破壊」を象徴する。

結節の破壊は、クンダリニー・ヨーガの実践者がいろいろな方法で試みてきたが、なかなか成功しない。それは、上昇時にシャクティが結節を破壊しようとするからである。確かに、上昇時に破壊するのは間違いではないのだが、結節の破壊はシャクティ女神がシヴァ神のエネルギーをスシュムナー・ナーディー（中央意識路）へ送り込んで行うのである。いきなりクンダリニーを上昇させて破壊しようとすると、必ず失敗してしまう。

しかも、その前の下降時に、シヴァ神の破壊者としての力でその結節をゆるめなければ、その後の破壊には成功しない。シヴァ神とシャクティ女神が協力しなければ、結節は破壊できないのだ。

下降するときは、上昇の場合のように進行方向のポイントをずらす必要はない。なぜなら、下降の右回転は収束に向かう性質があるので、そのまま真下に向ければ真っすぐに下降するからである。

このアージュニャー・チャクラから、ピンガラー・ナーディー（太陽意識路）をたどることになるが、上昇時に各チャクラの存在確認はしてあるので、下降時は存在確認の必要はない。

均等に螺旋を描いて下降しながら、各チャクラを通過していくようにする。

▲チャクラをたどって下降する

アージュニャー・チャクラ（第6輪）に入ったら、腰を右回転させて6回転下降を続ける。下降時の螺旋は、進み具合が遅い傾向があるので、1回転ごとにしっかりと下降するようにする。

そして上昇時と同じように、ねらいを定めて、針の穴を通すようにして、7回転目（次の1回転目）でヴィシュッダ・チャクラ（第5輪）に入る。

ヴィシュッダ・チャクラから次のアナーハタ・チャクラ（第4輪）までも、1回転ごとに均等にきれいな螺旋を描いて下降していくようにする。そして、6回転の終わりまでには、アナーハタ・チャクラの入り口にきていなければならない。特に、このヴィシュッダ・チャクラからアナーハタ・チャクラまではしっかりと下降させないと、6回転でたどり着けなくなってしまう。

アナーハタ・チャクラにもヴィシュヌ結節があるので、しっかりとした意識をもって入り込まなければならない。

アナーハタ・チャクラ（第4輪）からも、やはり均等に下降を続けて、マニプーラ・チャクラ（第3輪）へと向かう。このアナーハタ・チャクラからマニプーラ・チャクラまでは、螺旋の直径が少し大きくなるはずである。したがって、腰の回転も大きくなる。

アナーハタ・チャクラからの6回転が終わっても、回転速度をゆるめないでマニプーラ・チャクラに入り、そのまま1回転、2回転、3回転と続け、4回転目でスヴァディシュターナ・チャクラ（第2輪）に入る。そして5回転、6回転と続け、7回転目でムーラーダーラ・チャクラ（第1輪）に入る。

ブラフマ結節をゆるめて、ムーラーダーラ・チャクラに入ったら、シヴァ神の意識波がシャクティ女神に届いたことを確認する意味で、ムーラバンダをしっかりとかけてからゆるめる。

それによって、「シャクティ女神のメッセージは確かに受け取った。シヴァとシャクティの合一へ向けてできるだけの努力を払おう」というメッセージが届いたことを確認する。

ムーラバンダを5回くり返し、「シヴァ神のエネルギーをしっかりと送り届けるので、3つの結節を破壊して、スシュムナー・ナーディー（中央意識路）を通って私の元に来るのを待っている」というメッセージを送る。よって、ムーラーダーラ・チャクラ（第1輪）に入ってからのムーラバンダは計6回になる。

6回のムーラバンダを終えるまでに、シヴァ神の意識波が確実にシャクティ女神に届いたという確信を得るようにする。そして、ムーラバンダを6回かけ終えたら瞑想に入る。

▲意識波下降のまとめ（レベル15）

意識波の下降と結節をゆるめる作業も、つなげて練習するといい。途中で止まったり引っかかったりせずに、ムーラーダーラ・チャクラ（第一輪）までたどり着けるようにする。

回転数	内容　［注意点］
6	サハスラーラ・チャクラ（第7輪）から下降する　［小さな腰の回転］

6	アージュニャー・チャクラ（第6輪）から下降する　［腰の回転は少し大きくなる］
6	ヴィシュッダ・チャクラ（第5輪）から下降する　［しっかりと下降させる］
6	アナーハタ・チャクラ（第4輪）から下降する　［腰の回転はさらに大きくなる］
1〜3	マニプーラ・チャクラ（第3輪）から下降する　［回転速度をゆるめない］
4〜6	スヴァディシュターナ・チャクラ（第2輪）から下降する　［そのまま下降する］
7	7回転目に入るところでムーラーダーラ・チャクラ（第1輪）内に入り回転を止める。ムーラバンダを1回かけて、シヴァ神の意識が、シャクティ女神に届いたことを確認し、ムーラバンダを5回繰り返してシヴァ神のメッセージを送る

◎結節を破壊する

▲ブラフマ結節の破壊

シャクティ女神は、シヴァ神から送り込まれたエネルギーを、スシュムナー・ナーディー（中央意識路）へ勢いよく送り込む。ブラフマ結節、ヴィシュヌ結節、ルドラ結節という3つの結節を破壊するためには、強いエネルギーを勢いよく送り込まなければならない。強いといっても、ただ単に強いのではなく、繊細で密度の濃いエネルギーが必要である。

結節の破壊にはムーラバンダの技法を用いる。

行法（レベル25）

浅く息を吸い込んでから止めて、ムーラーダーラ・チャクラ（第1輪）に、しっかりと意識を向けてムーラバンダを繰り返す。21回続けてからいったんやめて、エネルギーの状態を観察する。21回は7回を1つの単位として行う。21回を1セットとして3セット行う。

観察している間に、エネルギーの上昇が感じられたら、それが消失するまでしっかりと観察する。エネルギーがマニプーラ・チャクラ（第3輪）まで消失しないで到達したら、いったんそこに集めるようにする。

3セットでマニプーラ・チャクラまで到達しなければ、いったんやめて肉体と精神の状態を白紙に戻してから改めて3セットやってみる。その繰り返しを積み重ねて確実にエネルギーがマニプーラ・チャクラに到達すれば、ブラフマ結節の破壊に成功したといえる。

ここで注意しなければならないのは、エネルギーを上昇させて結節を破壊することは、クンダリニーの上昇とは違うということを、しっかり認識していなければならないことだ。それをクンダリニーの上昇と勘違いすると失敗してしまう。

▲ヴィシュヌ結節の破壊

ブラフマ結節の破壊に成功したら、次のヴィシュヌ結節を破壊しなければならない。ヴィシュヌ結節の破壊には、ムーラバンダの技法とウッディーヤナバンダの技法を使う。

また、ウッジャーイー・プラーナーヤーマ（征服呼吸法）の技法も使うが、それについてはここでは説明を省く。正しい技法は拙著『呼吸法の極意』を参照されたい。

行法（レベル26）
浅く息を吸い込んでから止め、ムーラバンダ、ウッディーヤナバンダという順序で、バンダをかけてゆるめるのを7回繰り返す。その間、息を止めたまま行い、アナーハタ・チャクラ（第4輪）にしっかりと意識を向けてバンダをくり返す。

7回終わったらウッジャーイー・プラーナーヤーマの要領で息を吐き、その後エネルギーの状態を観察する。観察している間、エネルギーの上昇が感じられたら、それが消失するまでしっかりと観察する。その上昇感がどこまで到達したかも観察する。

それがアナーハタ・チャクラを超えて、さらに上昇しているかどうかが、ヴィシュヌ結節の破壊に成功したかどうかの判断材料になる。

バンダを7回かけるのを1セットとして、最低7セットおこなってほしい。7セットで、アナーハタ・チャクラを超え、さらに上昇していなければいったんやめて、肉体と精神の状態を白紙に戻してから、改めて7セットおこなってみる。そのくり返しを積み重ねて、確実にエネルギーがアナーハタ・チャクラ（第4輪）を超えていれば、ヴィシュヌ結節の破壊に成功したといえる。

ウッジャーイー・プラーナーヤーマ（征服呼吸法）の要領で息を吐くところは、もし技法が分からなければ、鼻からゆっくりと息を吐くだけでもよい。

▲ルドラ結節の破壊

ルドラ結節の破壊には、さらにバストリカー・プラーナーヤーマ（ふいご呼吸法）の技法が加わる。拙著『呼吸法の極意』から、バストリカー・プラーナーヤーマの行法部分を抜粋してみる。

「口を閉じて腹部をほんの少しふくらます感じで息を吸う。腹から押し出すように吐き、腹に流れ込ませるように吸う。1.5秒（メトロノーム＝40）に1呼吸（吐いて吸って1呼吸と数える）で、8～12呼吸行い、最後に少し多めに吸い込んでのどを軽く閉じ、5～8秒くらい止める。のどを開け自然に息を吐く」

これがバストリカー・プラーナーヤーマ（ふいご呼吸法）の行法だが、正確には拙著『呼吸法の極意』を参照してほしい。

第1段階（レベル27）

バストリカー・プラーナーヤーマを8呼吸してから、ジャーランダラバンダ（のどのバンダ）をかけて息を止め、ムーラバンダを21回かける。21回は7回を1つの単位として行う。その間、アージュニャー・チャクラ（第6輪）にしっかりと意識を向けて、ムーラバンダをくり返す。

ムーラバンダをかけ終えたら、ジャーランダラバンダを解いてから、ウッジャーイー・プラーナーヤーマの要領で息を吐き、その後エネルギーの状態を観察する。観察している間、アージュニャー・チャクラにエネルギーが感じられたら、それが消失するまでしっかりと観察する。

第2段階（レベル28）

バストリカー・プラーナーヤーマを10呼吸してから、ジャーランダラバンダ（のどのバンダ）をかけて息を止め、ムーラバンダを35回かける。35回は7回を1つの単位として行う。その間、アージュニャー・チャクラ（第6輪）にしっかりと意識を向けて、ムーラバンダをくり返す。

ムーラバンダをかけ終えたら、ジャーランダラバンダを解いてから、ウッジャーイー・プラーナーヤーマの要領で息を吐き、その後エネルギーの状態を観察する。観察している間に、アージュニャー・チャクラにエネルギーが感じられたら、それが消失するまでしっかりと観察する。

第3段階（レベル29）

バストリカー・プラーナーヤーマを12呼吸してから、ジャーランダラバンダをかけて息を止め、ムーラバンダを49回かける。49回は7回を1つの単位として行う。その間、アージュニャー・チャクラにしっかりと意識を向けて、ムーラバンダをくり返す。

ムーラバンダをかけ終えたら、ジャーランダラバンダを解いてから、ウッジャーイー・プラーナーヤーマの要領で息を吐き、その後エネルギーの状態を観察する。観察している間に、アージュニヤー・チャクラ（第6輪）にエネルギーが感じられたら、それが消失するまでしっかりと観察する。アージュニャー・チャクラに感じられたエネルギーが、どの方向に動きどの方向に流れるかが、ルドラ結節の破壊に成功したかどうかの判断材料になる。

ただし49回を1セットとして、このルドラ結節の破壊にも、最低を21セットと考えてもらいたい。現実的には、1000セット単位の実践経験を積む必要があるだろう。

そして、ルドラ結節の破壊に成功したかどうかは実際にシャクティチャーラニー・ムドラーの実践をしたときに判明する。このレベル29までのすべての行法をしっかりと実践していれば、シャクティチャーラニー・ムドラー挑戦の資格を獲得したと考えていいだろう。

◎第6輪 〈究極の行法〉

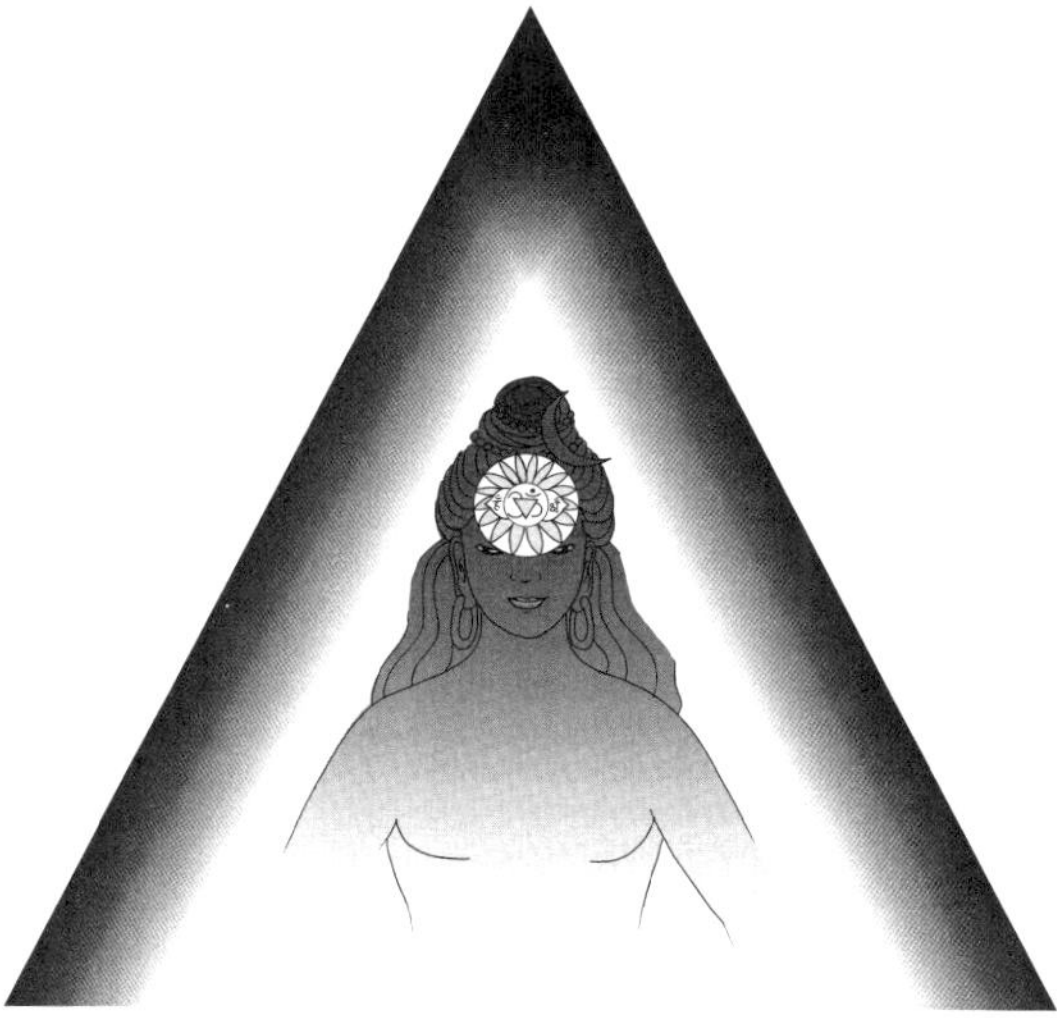

アージュニャー・チャクラ（眉間チャクラ）

アージュニャー（命令、号令）チャクラ（輪）という名の第六のチャクラ（輪）。眉間に位置し、白色の2枚の花弁を有する蓮華で、それぞれの花弁にサンスクリット語のha, kṣaが書かれている。第3の眼、シヴァの眼、知慧の眼などと呼ばれている。支配神はパラマ・シヴァ神であり、ハーキニー女神を従えている。瞑想の効果としては、現世での成功が得られ、過去世のすべてのカルマ（業）を破壊するといわれている。

◎クンダリニー覚醒の技法

▲危険性を伴う技法

ついに、クンダリニー覚醒技法まできてしまった。

ここまでしっかりと読み進んでくれた読者には感謝したい。

しかし、もし飛ばし読みでこの部分だけ読んでいる人は、間違ってもここから先だけを実践することがないようにしてほしい。

本によっては、まえがきとあとがきを読めば、だいたい分かるものもある。また、速読で済ませられる本もあるだろう。本書もそういう読み方をしても構わないが、その場合は実践だけはしないでほしい。「なるほど、こういうこともあるのか」と小説のように読んでもらえればよい。

しかし、もし実践するつもりならば、少なくとも、本書を始めから一字一句飛ばさずに読み進んでここまでたどり着いてもらいたい。といっても、読み進むだけでなく、ここまでに書いてある技法を実践してから、この「究極の行法」部分の実践に取り組んでほしいのだ。

そうしないと、ほぼ失敗に終わってしまうだろう。単に失敗するだけならいいが、肉体的、精神的に障害を引き起こすことにならないとも限らない。本書を目にしたことで、そういう危険な状態においることだけは避けてもらいたい。これは別に読者を脅しているのではなく、本当にそういう危険性を伴った技法なので、くれぐれも注意してほしい。

その点をよく理解した上で実践してもらいたいと思う。わたしは「実践するな」と言っているのではなく、むしろちゃんと「実践してほしい」のである。

わたしの言葉に忠実に従って、実践するつもりで本書を読んでいる人のために、クンダリニー覚醒技法の秘技にまで踏み込んだ説明をしたい。

▲安全な技法

クンダリニー覚醒技法はいくつかあるが、その中で最も安全で確実だと思われるのが、何度も言うがシャクティチャーラニー・ムドラーである。なぜなら、自分自身の意志力と体内圧力を主に使うからである。

それに対して、外的な圧力を使う技法は危険である。たとえば、マハーヴェーダ・ムドラー（大聖典ムドラー）などがそれに当たる。かかとや床に、会陰部《えいんぶ》や臀部《でんぶ》を打ちつけて、クンダリニーを覚醒させるという技法だが、危険な技法の割にほとんど成功が望めない。表面的に派手なので、ある意味で大衆受けするのだろうが、無責任な行法だと思う。

わたしは以前までは「弟子をとらない」といっていたが、それは無責任な行動を取りたくなかったからである。確実に「解脱《げだつ》」に導けるならいくら弟子を取ってもいいが、そうでなければ、むやみに弟子を取るのは単にいいかげんな人間でしかない。

１９９７年末以降は、非常に熱心な生徒の中から数人だけ弟子を取って、特別な修行を施している。彼らは当然クンダリニー行法にも真剣に取り組んでいる。

「クンダリニー覚醒」という言葉には、麻薬的な魅力がある。

そのため、無謀な技法や現実とかけ離れた技法などが横行するのである。本当にクンダリニー覚醒に至れる技法ならば、どんな内容でも文句のつけようがないのだが、残念ながらほとんどはクンダリニー覚醒には至れない、いいかげんな技法である。

インド数千年の歴史においても、クンダリニー覚醒に関しては大半はいいかげんな技法である。本当に確実な技法は、数少ない本物の師から実力のある弟子へと細々と伝えられてきた。逆に、いいかげんな技法は大勢の弟子を集めて派手に宣伝するので大きな組織となり、社会的な認知度は高くなる。

実際にはクンダリニー覚醒に至れないにもかかわらず、クンダリニー覚醒技法として伝承されてきたり実践されてきた行法がいくつもある。

しかし、最終的にはクンダリニー覚醒技法を本当に体得した人だけが、本物かどうかの判断を下せるのである。

シャクティチャーラニー・ムドラーは、わたしの十数年間の実践経験から安全性の保証ができるが、それは「行法を正しく行う」という条件つきである。シャクティチャーラニー・ムドラーも、いいかげんに行法を行えば危険であるのは言うまでもない。この先で述べる行法を実践するときは、その点を忘れないようにしてもらいたい。

以下、わたしがシャクティチャーラニー・ムドラーを実践するときの技法を細かく解説しつつ、読者が実践する場合のアドバイスを加えていきたい。

▲技法の予備動作（レベル30）

これから紹介するアーサナの行法や内容については、拙著『ハタ・ヨーガ』に詳細に述べてあるので省略する。

わたしは、最初にパドマ・アーサナ（蓮華坐）で両足を深く組んでから、バッダパドマ・アーサナ（締めつけた蓮華坐）になり、そこで数秒間の瞑想を行う。これを見ている人は、瞑想のまねをしていると思うだろう。しかし、実際にはその数秒間は深い瞑想状態になり、意識体の状態を確認しているのだ。

クンダリニーエネルギーは、肉体上ではなく意識体内を上昇するので、意識体の状態を把握しておく必要がある。ハタ・ヨーガを正しく実践していれば、一瞬にして深い瞑想状態に入れるので、数秒間でしっかり確認できる。

実際、まずバッダパドマ・アーサナを組むこと自体が難しいだろう。それ以前に、パドマ・アーサナも組めない人もいるだろう。しかし、クンダリニー覚醒技法を実践するつもりならば、パドマ・アーサナは組めるようになっておいた方がよい。現段階で組めなければ、負担のかからない坐法を組むようにする。また意識体の状態を確認するというのも、よく理解できなければ「気持ちを落ち着ける」というぐらいでいい。

次に、両腕をほどいてから、パドマハンサ・アーサナ（蓮華のハンサ鳥のポーズ）を行い、両腕の上に乗っている身体をゆすってみる。これは、意識体の透明度を確認するために行う。意識体が濁っていると、身体が重く感じられ、逆に意識体の透明度が増すと身体は軽く感じられるようになる。これは体重とは関係ない。一般的にも身体がだるかったり重く感じられるときは、意識体が濁っているケースが多い。

また身体をゆすると、身体と意識体の動きにずれが生じるが、そのずれ具合で意識体の細部の状態が分かる。といっても、どういう具合に分かるのかという説明は言葉ではできない。たぶん、説明をすればするほど誤解を招く結果になるので、その点の細かな解説は省かざるを得ない。

そこで現実的な問題に移るが、まずパドマハンサ・アーサナは普通はなかなかできない。マユーラ・アーサナ（孔雀のポーズ）と似ているが、床についている手の向きが逆なので、難易度は倍加する。だが、わたしの場合はむしろやりやすいので、このパドマハンサ・アーサナにしている。

しかし、普通は難しくてできないので、一般的にはマユーラ・アーサナの方がいいだろう。また、マユーラ・アーサナもかなり難しいので、実際にはできない人が多い。その場合には、たとえばカーガ・アーサナ（カラスのポーズ）などの両腕で身体を支える他のアーサナにすればいい。それで一応、腕で支えられている身体をゆすってみて、どんな感じがするかを試してみるといい。

身体と意識体の動きにずれが生じるのはつかめないかも知れないが、つかもうという視点で自分を観察することが重要である。わたしの場合、ここまでの意識体の状態の確認で、さらにもう少しアーサナをするか、その必要がないかの判断がつく。

その結果、もう少し必要であれば、ヴァーマデーヴァ・アーサナ（ヴァーマデーヴァ聖仙のポーズ）とムーラバンダ・アーサナ（ムーラバンダのポーズ）をやるようにしている。特に、ムーラバンダ・アーサナは、シャクティチャーラニー・ムドラーの中心技法であるムーラバンダの内容面での精度を高める効用がある。

しかし、ムーラバンダ・アーサナにしても、ヴァーマデーヴァ・アーサナにしても、簡単にできるアーサナではない。一般的には、その人が関節を中心として身体を柔軟にできるようなアーサナを選んで実践するのがよいと思う。

ここまでを、技法の予備動作と考えて実践するのが無難だろう。

▲技法に入る前の呼吸法（レベル31）

シャクティチャーラニー・ムドラーに入る前の予備動作は、ざっとこのぐらいだが、その終わりまでに、わたし独自の呼吸法を行う。拙著『呼吸法の極意』で、多数の呼吸法を紹介しているが、ここで行うわたし独自の呼吸法は、システムとして本などで解説できる内容ではない。

あえて説明するなら、カパーラバーティ・クリヤーとウッジャーイー・プラーナーヤーマのヴァリエーションと言えるかもしれない。

腹筋をパッと締めてパッとゆるめるというテクニックの、カパーラバーティ・クリヤーと同じような技法だが、それを、意識体に向けて実践するので内容はまったく違う。

短く強く息を吐き出し、意識体と呼吸とのバランスを確かめてから、片方の鼻をふさいだ状態で、短く強く息を吐き出す。そしてふさぐ鼻をもう片方に替えて、同じように短く強く息を吐き出し、意識体の左右バランスをととのえる。これで簡単に左右バランスがととのうときもあれば、そうでないときもある。

ととのわないときには、片方の鼻をふさいで、ウッジャーイー・プラーナーヤーマよりもはるかに強く息を吐き出す。もう一つは、両鼻孔をふさいで体内に圧を加える技法である。このいくつかの独自の呼吸技法で、わたしは意識体のバランスを最良の状態にととのえていく。

この呼吸法を、他の人が無理なく実践するための説明をしよう。

この呼吸法は、基本的にはエネルギーの流れをよくするためのものだが、一般的にはまず鼻の通りをよくしておくべきだろう。片方の鼻から勢いよく吐くには、鼻の通りがよくなければならない。シャクティチャーラニー・ムドラーを実践するつもりならば、現実問題として鼻の通りはなるべくよい方がいい。

そしてシャクティチャーラニー・ムドラーは、最初にムーラーダーラ・チャクラ（脊椎最下部）に、大量のエネルギーを蓄積しなければならないので、そのための技法であるムーラバンダのレベルを高めておかなければならない。ムーラバンダの練習を数多く積み重ねることも重要だが、もう一つは便秘を解消しておくことだろう。

便秘はエネルギーの流通を悪くするので、意識体の濁りの原因になる。清流の水は澄んでいて、よどんだ沼地の水は濁っているのと同じことだ。水量の豊富な川の水をせき止めてダムを建設すれば、大量の電力を生じさせられるが、よどんだ沼地からでは無理である。

あとは、感性を磨きあげていくことで、どんな予備動作をすればいいのか、どんな呼吸法をすればいいのかが自然に分かるようになる。

◎シャクティチャーラニー・ムドラーの実践

▲入る瞬間（レベル32）

そこで、いよいよシャクティチャーラニー・ムドラーの実践に入るが、わたしの場合はパドマ・アーサナ（蓮華坐）で行う。それが一番実践しやすいのでそうしているが、絶対的なものではないので、他の座り方で実践してもかまわない。そのあたりは、各人で工夫してみてほしい。

シャクティチャーラニー・ムドラーに入るには「隙《すき》のないリラックス状態」でなければならない。武道の達人が、戦う相手と向き合ったときに、リラックスしているように見えてもどこにも隙がないのと同じ状態である。

そして「最良のタイミング」を捉えて、シャクティチャーラニー・ムドラーに入る。最良のタイミングをとらえるために、ごく自然に生じるわたしの身体反応は以下の通りだ。パドマ・アーサナを組んで両手をひざの上に置き、臀部《でんぶ》を前後左右に細かく、あるいはゆっくりとゆする。これは、自分の内部から生じる動きだが、この動きの中から、最良のタイミングで「ある一瞬」をとらえることができる。

この動きはボクサーにたとえることができるだろう。ボクサーが前後左右に細かく身体をゆすって、相手を倒す一瞬のタイミングをねらうのと似ている。

そして最良のタイミングを捉えたら、「短く息を吸って」からシャクティチャーラニー・ムドラーに入る。この短く息を吸う時間数は、わたしの場合の平均では0.4秒程度。多くても1秒以内がよい。

入る瞬間に「両手でひざを床に向けて押す」ようにする。この動作はムーラーダーラ・チャクラ内に、エネルギーを蓄積するために重要なものだ。その後も、エネルギーがムーラーダーラ・チャクラ内から上昇しだすのを防ぐために、何度も両手でひざを床に向けて押さなければならない。

まとめると、「隙のないリラックス状態」になり、「最良のタイミング」を捉えて、「短く息を吸って」「両手でひざを床に向けて押す」ということになる。

これは、わたしがシャクティチャーラニー・ムドラーを身につけていく過程で、自然にできあがったシステムなので、他の人がシャクティチャーラニー・ムドラーを実践する場合は、すべてこの通りにする必要はないが、自分で開発するのでなければ、この手順に沿って実践してみるのが無難と思われる。

そこで、この手順に沿って実践するときの現実的な問題を、一つずつ解決していきたい。

まず「隙のないリラックス状態」だが、シャクティチャーラニー・ムドラーの実践をする上では、多少隙があっても構わないので、なるべくリラックスできていればよい。

次に「最良のタイミング」を捉えるのは、これも余計なことを考えずに、直感的に「ここだ」と思えるタイミングで実践するのがよいだろう。そして「短く息を吸って」「両手でひざを床に向けて押す」というのは、その通りに実践すればいい。

▲最初の3秒（レベル33）

シャクティチャーラニー・ムドラーに入る瞬間までは、大体理解してもらえたと思う。次に、シャクティチャーラニー・ムドラーに入るというのはどういうことなのかを再確認しておきたい。言うまでもないが、「ムーラバンダをかける」ことから入る。

そのムーラバンダをかけるタイミングだが、これも「入る瞬間」に合わせる。つまり、短く息を吸い終えるタイミングと、両手でひざを床に向けて押すタイミングと、ムーラバンダをかけるタイミングがほぼ同時になるようにする。

「ほぼ同時」とは、ピッタリ同時ではないということだ。そのあたりをもう少し詳しく説明すると、きっかけになるのは息の吸い始めである。ある意味、それがシャクティチャーラニー・ムドラーのスタートポイントになる。

そのスタートポイントのときに、両手はひざを床に向けて押すための準備動作が開始され、ムーラバンダをかける準備態勢がととのえられる。「ヨーイ、ドン」のヨーイに当たると考えてもらえるといいだろう。そこから0.4秒〜1秒以内にムーラバンダがかかることになる。

そしてムーラバンダがかかった瞬間から「シャクティチャーラニー・ムドラー」が開始されたことになる。その最初の3秒間はかなり重要な部分である。ムーラーダーラ・チャクラ（脊椎最下部）内に、クンダリニーエネルギーを蓄積するための導入部が、最初の3秒間になる。

そのときにどうすればいいのかというと、「あらゆる動きを停止させる」のである。当然ムーラバンダは、かけた瞬間の状態を保つようにし、身体の動きも停止させる。

呼吸については、理想的にはケーヴァラ・クンバカ（単独の保息）ということになる。ケーヴァラ・クンバカは、ヨーガ経典によると、修行を積み重ねていくと「自然に訪れる止息」のことだという。しかし、「成功困難なまぼろしの呼吸法」とされるものなので、できないのが普通だろう。

そこで、一般的には息を止めてしまう方が無難だろう。その方法でも、ムーラバンダさえしっかりとかかっていれば大丈夫である。

ケーヴァラ・クンバカを会得したいと思う人は、拙著『呼吸法の極意』を参考に、実践を積み重ねるようにすればよい。

少なくとも、最初の3秒間「あらゆる動きを停止させる」ことができていれば、シャクティチャーラニー・ムドラー成功への第一歩を踏み出したと言えるだろう。

▲10秒経過までのムーラバンダ（レベル34）

最初の3秒間といえども、ムーラバンダはゆるみそうになるだろうし、中途半端にエネルギーが上昇しそうになるだろう。そういう動きをすべてストップさせて3秒間を過ごさなければ、次の段階には進めない。

その3秒間もちこたえた状態を、そのままさらに10秒経過まで保たねばならない。しかし、3～10秒までは、最初の3秒間のようにはいかない。まず、確実にムーラバンダがゆるみそうになるだろうが、そのゆるみを起こさせてはならない。これは絶対的な条件である。特に、最初の10秒間はしっかりとかけておかねばならない。

そのために第3輪「本格行法」のムーラバンダ行法・第3段階（レベル24）でムーラバンダを8秒間かける練習を説明したのだが、ここでその成果を発揮できれば10秒経過までは、しっかりとムーラバンダをかけていられるはずだ。

しかし、ムーラバンダを甘く見ていて練習を積んでいなかったなら、この10秒が厚い壁になるだろう。10秒間ムーラバンダをしっかりとかけ続けるというのは、かなりの胆力と精神力がなければならない。忍耐力のない人には、この10秒間が長く感じられるだろう。

この10秒経過までは、ほぼ１００％のかかり具合が要求される。なぜなら、シャクティチャーラニー・ムドラーを完成させるためのムーラバンダは、その10秒で終わるのではないからだ。

むしろ、そこから始まるといっても差し支えないだろう。

▲息の止め方

そこで、ムーラバンダを10秒経過まで保つために有効なテクニックとしては、「止息」が考えられる。もちろん、ケーヴァラ・クンバカを会得していれば、10秒経過までは何ら問題なくクリアできる。しかし、普通の人の場合にはそうはいかないので、ケーヴァラ・クンバカの代わりに止息を用いるという提案をしたが、それを有効に使えるので説明しよう。

まず、最初の3秒間「あらゆる動きを停止させる」ために息を止めるが、このスタートポイントを再確認してみよう。つまり息の止め方が、吸い終えた瞬間にのどが開いたままだと「あらゆる動きを停止させる」ことが非常に困難になり、どうしてものどを閉じることになる。意識して閉じなくても、あらゆる動きを停止させようとすると、通常は閉じられることになるだろう。

のどが閉じられている状態では、息の出入りが物理的に止められているので、いつかはのどを開けなければならない。そのことが「止息」というテクニックを使ったときの問題点である。ケーヴァラ・クンバカの場合には、物理的に息を止めているのではないのでその点は問題ない。

8秒経過までは、あらゆる動きを停止させた状態を継続させたままでよい。そして、8秒から10秒までの間にのどにかかっている圧力を、ほんの少しずつゆるめるようにする。それに成功すると、のどが粘液でかろうじてふさがっている状態になる。その状態になれば、ほんの少し息が出るか入るかの方向に動くだけで空気の通り道が開通することになる。

この部分のテクニックがレベル34となる。

▲漏電防止策

3秒から10秒経過までの問題点はまだある。一番大きな問題は「エネルギーの上昇を防ぐ」ということだ。

最初の3秒間で、中途半端にエネルギーが上昇しそうになったら、その後はもっとエネルギーが上昇しそうになるだろう。最終的には、エネルギーを上昇させて頭頂部から抜くことになるが、この10秒経過までの段階では上昇させてはならない。

この段階で中途半端に上昇させてしまうと、胸のあたりで引っかかって、そこから上にいけなくなってしまう可能性が高い。したがって、どんなに大きなエネルギーが生じても、上昇させずにムーラーダーラ・チャクラ（第1輪）内に押しとどめて、しっかりと蓄積させるようにする。とりわけ、シャクティチャーラニー・ムドラーを会得していない人は、可能な限り大容量のエネルギーを蓄積させなければ成功は望めないだろう。

この点で勘違いしやすいのが、普段からエネルギーが背骨のあたりを動き回る人だ。それがクンダリニーエネルギーの上昇だと思っているケースが多いがそうではない。そういう人は、尾てい骨や背骨、首筋から頭部にかけてエネルギーの動きを感じることがよくあるようだが、それは電気エネルギーにたとえると漏電している状態だといえる。

その漏電状態のままでは、シャクティチャーラニー・ムドラーの成功は望めない。なぜなら、いくらエネルギーを蓄積しようとしても漏れてしまうからである。この漏電状態はいろいろな原因で起きるが、主に精神のバランスが崩れていたり、神経障害が原因になることが多い。

言うまでもないが、クンダリニー覚醒は人間が至る究極の状態であり、最も理想的な姿である。精神のバランスが崩れていたり、神経障害があったりすると、そういう理想的な状態に至れるはずがない。よって、エネルギーの漏電状態がある人は、肉体と精神を健康な状態にすることが先決である。

▲エネルギーの上昇を防ぐ

さて、普段の漏電状態は別として、シャクティチャーラニー・ムドラーに入ってから10秒経過までの漏電状態の対処法について説明しよう。

入る瞬間の手順を説明した中に、「両手でひざを床に向けて押す」とあるが、このテクニックが中途半端にクンダリニーエネルギーを上昇させるのを防ぐのである。入る瞬間に両手でひざを床に向けて押すのは、エネルギーをムーラーダーラ・チャクラ（第1輪）内に集めて蓄積するためのきっかけ作りである。最初の3秒間は、あらゆる動きを停止させるので、ひざを床に向けて押した状態も、そのまま保つことになる。

そして3秒経過後もその状態を保つのだが、あらゆる動きを停止させたまま、10秒経過までくることはほとんどない。その間、エネルギーが動きだしたり体内のいろいろな部分に圧力が生じたりするだろう。

特に、エネルギーが上昇しそうになったのをそのままにしておくと、シャクティチャーラニー・ムドラーそのものが失敗してしまう。したがって、ほんの少しでも、クンダリニーエネルギーが上昇しそうになったら、それを防がなければならない。そこで、クンダリニーエネルギーの上昇が感じられたら、それを押しとどめる動作として、両手でひざを床に向けて押すという方法をとる。

すでに押した状態になっているのだが、その瞬間（つまりクンダリニーエネルギーの上昇が感じられた瞬間）に合わせて、そこに向けて再度ひざを押す動作を加えるのだ。それがどういう方向へ向かって上昇しようとしているのかをしっかりと見極めて、その方向から引き戻すようにして押し込む。3秒から10秒経過までの間に、その作業を少しも見落とさず、ていねいに行う必要がある。

普通の人は、クンダリニーエネルギーの通り道ができていないので、新たな道を作るためにも、エネルギーの蓄積を大量に行わなければならない。そのためにも、最初の10秒までは、ほんの少しでもエネルギーを上昇させてはならないのである。

現在のわたしのテクニックをそのまままねしても、シャクティチャーラニー・ムドラーの成功にはつながらないだろう。その点を考えると、10秒経過まではエネルギーを上昇させないようにしたい。エネルギーの上昇をしっかりと押しとどめるには、ひざの上に置いている手のひらを、高性能のセンサーとして機能させてほしい。

たぶん、この10秒経過までを幾度も練習するのが、安全確実な方法だろう。

▲行法のコツの詳細

わたしのシャクティチャーラニー・ムドラーの10秒経過までを見ている人は、身体が細かなゆれを見せているのが分かるだろうが、実はその間に、いま説明したような作業をしていたのである。上昇しようとするエネルギーを押しとどめて蓄積させることで、凝縮したエネルギー状態にする。しっかりと凝縮させることで、強力な上昇エネルギーになるのである。

もっとも、わたしの場合、最近は10秒経過までの作業をしっかりとする必要はなくなっている。なぜなら、シャクティチャーラニー・ムドラーを10数年という単位で実践し続けているので、クンダリニーエネルギーが上昇するためのルートがしっかりとできあがっているからだ。

過去の実績により、シャクティチャーラニー・ムドラーに入る瞬間からエネルギーを頭頂部から抜いて安全な状態にもどすまで逐一コントロール下でできるという確信がわたしにはある。

だからこそ、そういう準備のない人のために、最初の10秒間を詳細に説明するのである。簡単に会得できるのなら、なにも詳細に説明する必要はない。本書の読者には、熱心にしっかりと実践してほしいので、ついわたしの説明が細かくなってしまうのだ。

この後、10秒から先の、シャクティチャーラニー・ムドラーを安全に終了させるまでを説明していくが、わたしの実践するテクニックをそのまま説明したのでは役に立たない。そこでこの先も、どうしても細かくなってしまうが、なるべく実践的に役立つ説明の仕方を心がけるようにしたい。

10秒経過までの練習を積み重ねると、何が難しいかがはっきりと分かってくるだろう。一つは、「8秒から10秒までの間、のどにかかっている圧力をほんの少しずつゆるめるようにする」というテクニックだろう。のど周辺のコントロール能力をつければクリアできるが、それには拙著『呼吸法の極意』にある各種のテクニックを身につけるのが近道である。そのうち、強いてあげれば、「のどの開閉」を伴う呼吸法を中心に練習をすればよい。

2つ目は、「エネルギーの上昇を防ぐ」ことだろう。ただ単に「ひざを押す動作を加える」だけではエネルギーの上昇は防げず、意識をそのポイントに向ける必要がある。かなり強い意志が要求されるが、それには「意志力」と「集中力」の強さが要求される。拙著『瞑想法の極意』の中では、制感の実践法、集中の実践法、意識の拡大法、観想の実践法、瞑想の実践法がすべて役に立つので実践してほしい。

そして、３つ目が「ムーラバンダをほぼ１００％のかかり具合で保つ」ことである。たった10秒の間でも、何度もゆるみそうになるのが普通だろう。それをゆるまないようにするには、あきらめるかどうかにかかっている。あきらめさえしなければ、ムーラバンダをかけ続けていられるが、通常では精神力が続かず、それを10秒経過まで続けるには強靭《きょうじん》な精神力が必要である。

精神力の育成には、「修行クラス」がもっとも適していると思われる。これは、わたしの教室で実践されている修行法のひとつで、アーサナ（ポーズ）を連続して実践し、「頭立ち」「片足立ちバランス」「両手バランス」などの保持時間数を少しずつ延ばしていくという修行法である。

この修行クラスに参加すると、シャクティチャーラニー・ムドラーにとって、もっとも必要な要素である強靭な精神力が驚くほど身につく。最終的にシャクティチャーラニー・ムドラーを達成できるかどうかは、「強靭な精神力」を持つか否かにかかっている。『呼吸法の極意』と『瞑想法の極意』のテクニックと「修行クラス」の実績を積み重ねると、確実に10秒経過までクリアできるが、それ以外の修行法ではよほどの精神力がないことにはかなり大変であると言わざるをえない。

◎エネルギーの上昇

▲10秒を超える（レベル35）

さていよいよ、10秒経過後の説明に入る。

10秒を経過すると、のどにかかっている圧力がゆるみ、ほんの少し息が出るか入るかの方向に動くだけで、空気の通り道が開通する状態になっているはずだ。その後の呼吸は、基本的には「呼吸」とはっきり分かるような動きはしないようにする。大きく息を吸ったり吐いたりすると、その段階でシャクティチャーラニー・ムドラーは失敗となる。

それなら、なぜピタッと止めたままにせずに、空気が流通するようにしなければならないのか。それは、息をピタッと止めたままで実践し続けると、クンダリニーエネルギーが暴走する危険があるからである。ヨーガ行者の中には、それで失敗してしまうケースが過去にいくつもあったようで、それが「クンダリニー・ヨーガは危険である」という定説につながったと思われる。

しかし、空気が流通できるようにして実践すれば危険は回避できる。たとえば、圧力鍋は蒸気抜きの穴があるので安全に調理できるが、密閉されると爆発してしまう。同様に、シャクティチャーラニー・ムドラーもエネルギー抜きの穴が必要なのである。では、スタートから8秒経過までなぜピタッと止めておくかというと、エネルギーの蓄積を容易にするためである。圧力鍋でも最初から蒸気抜きの穴が活躍するのではなく、内部が温まってから、熱された蒸気が外へ出されるときに初めて蒸気抜きの穴が使われるのである。

話を元に戻すと、10秒経過後は「呼吸」とはっきり分かるような動きはしないようにする、というところまでは理解してもらえたと思う。その後、クンダリニーエネルギーが頭頂部に達するまでは、意識的な呼吸のコントロールはしない。

エネルギーの蓄積度やムーラバンダのかかり具合などの影響で、ほんの少し息が出たり入ったりするが、なりゆきにまかせておく。お湯が沸騰すると表面が波立つようなものである。

次に、10秒経過後はどうすればよいか。エネルギーの蓄積が無駄なくできれば、10〜15秒ぐらいの間に、ムーラーダーラ・チャクラ（脊椎最下部）からマニプーラ・チャクラ（臍部）まで上昇し始めるのが感じられるだろう。それは、エネルギーが飽和状態になることで自然に起きる現象である。

その前兆として、床についている左右の臀部が細かく震え出す。そして、震えとは別に、全身がビクッと一瞬ゆれるだろう。全身のゆれは間欠的に起きる。

20秒ぐらいまでに以上の現象が起きなければ、シャクティチャーラニー・ムドラーの実践をいったん中止した方がよい。中止したい場合は、このタイミングが最後となる。

中止するとすれば、その失敗の原因の大半は、10秒経過までの「ムーラバンダをほぼ１００％のかかり具合で保つ」のができなかったせいだろう。中途半端なかかり具合で10秒保っても、クンダリニーエネルギーは起きない。何度もくり返すようだが、ムーラバンダはクンダリニーエネルギーを起こす最大の決め手なのだから、相当しっかりとかけなければならない。

10秒経過した後も、ムーラバンダのかかり具合は１００％に近い方がいいが、どうしてもゆるみがちになるのはしかたがない。だが、「ゆるみがち」になったとしても、それを一瞬で１００％のかかり具合に戻さねばならない。

20秒までは、何度「ゆるみがち」になっても、とにかく１００％のかかり具合に戻すようにして、その間臀部の震えと全身のゆれ、エネルギーの上昇という３つの現象が起きれば、20秒から先へ進むことができる。

▲20秒を超える（レベル36）

20秒から30秒までは、人間の精神力の限界への挑戦になるだろう。普通の人間には、ムーラバンダを30秒かけ続けるというのはなかなかできない。中途半端なかかり具合は別として、しっかりとムーラバンダをかけ続けるには、強靭な精神力が要求される。

ゆるみそうになるのを踏ん張ってかけると、その瞬間またゆるみそうになる。そこですぐにムーラバンダをかけようとしないと、かかり具合が甘くなってしまう。一瞬の油断もせずムーラバンダをかけるようにする。

ただかけ続けるのではなく、かけ直す作業の連続だと考えればよい。かけ続けるつもりでいると、かけ具合が甘くなったのに気づくのが遅れてしまう。ゆるみそうになるのを感知したら、その瞬間にかけ直すようにする。そうすると、1秒間に数回ムーラバンダをかけ直す計算になる。

20秒から30秒までこの作業を続けると、数10回ムーラバンダをかけ直すことになる。ほんの一瞬でも油断すると、ムーラバンダは一気にゆるんでしまう。ムーラバンダがゆるんだら、シャクティチャーラニー・ムドラーは失敗してしまうが、20秒を超えてからの失敗は許されない。命がけで90～100%のレベルでムーラバンダをかけ続けるしかない。よって、ムーラバンダの練習を徹底的に積むことが大切なのである。

20秒を超え、クンダリニーエネルギーがマニプーラ・チャクラから上に上昇し始めてから中止すると、エネルギーの処理は困難になる。古来、クンダリニー・ヨーガで肉体を傷めたり、精神が破壊されてしまったヨーガ行者の多くはこのケースである。必要以上のエネルギーが体内に残留すると危険なので、頭頂部までしっかりともち上げてから体外に抜くか、上昇する前に中止するしかないのである。

それ以外の方法もあるが、初心者には無理である。頭頂部から抜く実績を何度も積み重ねている人でないと、中途でやめたのを処理することはできないだろう。その点をしっかりと理解した上で実践してほしい。

▲盤石の精神力

シャクティチャーラニー・ムドラーは、「ムーラバンダをかけ続ける技法」とも表現することができる。そのムーラバンダを20秒以上かけ続けると、本人の内部でどういうことが起きるか。

これは、個人的な告白になるかもしれないが、何十回何百回と実践し続けていても毎回経験することなのだが、20秒を超えることは「死を乗り越える」のと同じ感触がある。少なくとも、その手前で中止してしまえるものならどんなに楽かという気持ちが生じる。10秒から20秒までの間に、「もうここでやめてしまいたい」という衝動が必ず起きる。それを乗り越えるには、常識では信じられないほどの冷徹な精神力が必要になってくる。

「やめたい」という自分を突きはなし、冷徹な精神力で「死にたいなら勝手に死ね」と言うもう1人の自分の存在がないと乗り越えられない。そして、それができた瞬間「殺されること」をも笑顔で受け入れられるようになる。この状態になると、必然性があって誰かを「殺すこと」になったとしても、冷徹に遂行できる盤石の精神がしっかりと育っている。

もちろん、これは実際に殺したり殺されたりという次元のことではなく、どのぐらいの精神力が必要なのかということのたとえである。ここまで生々しいたとえを引き合いに出さねばならないほど、20秒を超えるということは常識を超えた非情な行為なのである。

わたしは、ここ10数年「もうここでやめたい」という気持ちと戦い続け、一度も負けてはいない。途中で放棄したことは一度もないと自負の念をもって言える。たった一度でいい、途中で「もうやめた」と言って投げ出せたらどんなに気持ちがいいだろう。だが、それを実行すると、その時点でこれまでの実績が音を立てて崩れ去ってしまうことになり、わたしにとってそれは死以上に辛いことだ。そういう意識は人生のいろいろな状況で活かされているが、当然、逆境にも強いゆえんもここにある。

▲震えの発生源を見据える

20秒以降は、首筋と肩のあたりに強い緊張が生じ、また、胸も圧迫される可能性がある。その他、全身のいたるところに反応が出てくるかもしれない。しかし、そういう反応のすべてに対して動じないようにしなければならない。

そのような反応は、クンダリニーエネルギーの上昇から考えればささいな現象である。頭が熱くなっても、最後まで冷静さを保つようにする。しっかりと見据えるべきなのは、「ムーラバンダがゆるまないようにする」ことと、「クンダリニーエネルギーの上昇を的確に把握しておく」ことである。

上昇を的確に把握するには、微振動の発生源を見極めることが大事なのである。

20秒までのところで、「臀部の震えと全身のゆれ、エネルギーの上昇」という3つの現象を取り上げたが、全身のゆれは放電現象と同じと考えてよい。蓄積されたエネルギーは、すべて上昇に使われるのではなく無駄になる部分もある。それは、エネルギーの質としては「粗い」ものだが、それが無駄に漏出すると、その度に「全身のゆれ」という反応がでる。したがって、全身のゆれはクンダリニーエネルギーの上昇と関係なく起きるので無視してよい。

注目すべきは「臀部の震え」の方である。この震えは、繊細なエネルギーが大量に蓄積されたことで起きる肉体の反応である。最初に起きる臀部の震えは繊細な震えで、はるか遠くからじわじわと近づいてくるような震え方が臀部に生じる。その震えの発生源を探ると、遠くから近づいてくるのではなく、実は一点から体表に向けて広がっているのがつかめるはずだ。

その「一点」が震えの発生源であり、クンダリニーエネルギーの上昇ポイントである。それをしっかりと見据えることが「クンダリニーエネルギーの上昇を的確に把握しておく」ことになる。

マニプーラ・チャクラ（臍部）からアナーハタ・チャクラ（心臓部）へと上昇してくると、臀部の震えは収束に向かい、腹部から胸部にかけて細かな震えが生じる。クンダリニーエネルギーの上昇は、30秒までにアナーハタ・チャクラ（心臓部）に到達したら順調だと考えてよい。

▲30秒を超える（レベル37）

30秒を超えてアナーハタ・チャクラ（第4輪）までくると、上昇の速度がいったん鈍くなる。なぜなら、アナーハタ・チャクラはクンダリニー上昇の中継点だからである。そこに、ある程度のエネルギーが蓄積されないと、そこから上には行けない。

このとき、上昇ポイントがずり下がりそうになるのを、ムーラバンダをしっかりかけて下から押し上げるようにする。その間も放電現象が続き、冷静なコントロール能力を最大限に発揮しなければ、全身の反応には対処しきれないだろう。この段階までくると、並外れた強靭《きょうじん》な精神力がなければ必ず挫折《ざせつ》してしまう。

そういう意味でも、本書は単なるヨーガの技術書ではない。読み物と考えるなら、読むだけにしておいて絶対に実践しないでほしい。実践する際は命がけで取り組まないと成功は望めないだろうし、もとより危険極まりない。

呼吸については、はっきり吸って、はっきり吐くということになりかねないが、それは避けなければならない。沸騰しているお湯を捨ててしまったり水を足してしまうと、必要量の「沸騰したお湯」ができないのと同じようなものである。

呼吸をすると、上昇中のエネルギーの密度が急に変わる。ここまでの段階を呼吸を止めて実践するのは簡単だが、止め続けると爆発してしまうのは、圧力鍋の例で説明した通りである。息を止める訳にはいかないが、だからといって吸ったり吐いたりする訳にもいかない。

ここでもう一度確認すると、「ほんの少し息が出るか入るかの方向に動くだけで、空気の通り道が開通する」という状態を30秒以上保ち続けるのが肝要である。この状態は、最後にクンダリニーエネルギーを頭頂部から抜くまで保ち続けなければならない。

ムーラバンダのかかり具合や、クンダリニーエネルギーの上昇度合いなどで、意識体内の密度や圧力などは刻々と微妙に変化する。そういった一瞬の変化に対応するには、息の出入りが自由な状態を保っていなければならないのである。

そしてアナーハタ・チャクラ（心臓部）内のエネルギーが飽和状態になると、ヴィシュッダ・チャクラ（咽喉部）に向けて上昇を開始するが、そのあたりから頭部が細かく震え出すのが分かるだろう。それまで冷静にあらゆる事態に対応できていたのが、頭部が震えだしたことで冷静さを失わないように注意したい。頭部の震えは、この後最終的にエネルギーが体外へ抜けるまで続く。

▲成功に向かう（レベル38）

この後は、アナーハタ・チャクラ（第4輪）を起点にしてクンダリニーエネルギーを上昇させると考えた方が実践的だろう――というのも、クンダリニーエネルギーを上昇させる起点が遠くなると、押し上げる圧力が弱くなるからだ。そのため、ムーラーダーラ・チャクラから送り出されたエネルギーを、アナーハタ・チャクラにいったん蓄積することになる。アナーハタ・チャクラから上に上昇するエネルギーはさらに繊細になるので、量的にはそれまでより多くのエネルギーが必要になる。

そして、今度はアナーハタ・チャクラを出発点として、クンダリニーエネルギーの上昇を開始させることになる。アナーハタ・チャクラに、凝縮されたきめ細かなエネルギーが大量にあれば、勢いよく上昇させることができる。

もちろん、その間もムーラーダーラ・チャクラ（第1輪）からエネルギーは送り込まれているのだが、粗いエネルギーを直接頭頂部まで上昇させることはできない。エネルギーの質をきめ細かなものにするフィルターの役割を果たし、さらにクンダリニー上昇の中継点にもなるアナーハタ・チャクラ（第4輪）を活用する方が安全確実である。これは、長年の私の実践経験による。

これで、20秒から30秒まで命がけで90～１００％のレベルでムーラバンダをかけ続けて、30秒を超えるところまでたどり着くことができた。30秒以降もムーラバンダをかけ続けることに変わりないが、それまでよりは楽になるはずだ。

というのは、ここまでくるとムーラバンダが一気にゆるむ危険性が薄れるからである。ここまでを、本書の記述通りに実践できたら、ムーラバンダに関しては高度なテクニックを身につけたことになる。高度なテクニックとはすなわち、ムーラバンダをゆるめずにかけ続けられることである。

このレベルに至るには段階があり、20～30秒ぐらいまではどんなに高度なテクニックをもってしても、必死にならないとムーラバンダはゆるんでしまう。しかし、その峠を越えると、楽にかけ続けることができるのだ。そのレベルになると、80～１００％のかかり具合を持続できる。

頭部の震えが始まるのに対応して、腹部から胸部にかけての震えが収まり始める。細かな震えは臀部から始まり、クンダリニーエネルギーの上昇とともに移行して、最終的に頭部が細かく震える。この「細かな震え」が着実に上昇しているのがつかめれば、シャクティチャーラニー・ムドラーは成功に向かっていると言える。

◎究極の領域へ

▲頭部の震え（レベル39）

このレベルまで至っても、難所はまだ控えている。まず、ヴィシュッダ・チャクラ（咽頭部）から上に上昇させるのが簡単にはいかない。頭部の細かな震えが始まった段階で、ヴィシュッダ・チャクラに到達するのは確かだが、そこからアージュニャー・チャクラ（眉間）に送り込むのが難しく、ここから先が「究極の領域」となる。

一つは、頭部の震えの処理方法が問題になる。震えるのに任せると激しい震えになり、平常心を保っていられなくなる。また、あまり激しい震えだと脳にも影響を及ぼしかねない。

そこで、頭部の震えが始まったら、震えを小さく収めるようにする。無理に震えを押さえつけるのではなく、中心へ引き戻す作業をくり返す。つまり、激しい震えは中心から大きくそれるので、そこまで大きくそれる前に中心へ引き戻すようにするのだ。ヴィシュッダ・チャクラ（第5輪）から上は特に、中心軸がずれないようにしなければならない。

また、最終段階に至るまではあごが上がらないようにすること。下からのエネルギー量が多いほど、あごが上がってしまう可能性がある。頭部が極端に傾くと、せっかくそこまで上昇した繊細なクンダリニーエネルギーが拡散してしまうことになりかねない。あごが上がりそうになるのを押しとどめる方法として、両手でひざを床に向けて押すのが有効である。このテクニックは、シャクティチャーラニー・ムドラーの全体を通して、エネルギーが暴走しそうになったり、それてしまいそうになったときにも有効な手段である。

繊細なエネルギーが、ヴィシュッダ・チャクラ（第5輪）からアージュニャー・チャクラ（第6輪）に確実に送り込まれ始めると、頭部の震えに変化が起きる。それまで中心へ引き戻すようにしていた激しい震えが急に収まる。収まったと思うとすぐに震え出し、そしてまた収まるというくり返しが何回かある。

この現象が生じたら、クンダリニーエネルギーが確実にアージュニャー・チャクラに至ったのである。震えが収まったときに、安心してムーラバンダをゆるめてはならない。たとえ震えが収まってもムーラバンダはかけ続けていく。

クンダリニーエネルギーは、アージュニャー・チャクラに入るとサハスラーラ・チャクラ（第7輪）へと自然に流れこむので、特別なテクニックは必要ない。震えたり収まったりしている間ムーラバンダさえしっかりかかっていれば、クンダリニーエネルギーはサハスラーラ・チャクラへ流れこむ。

ここまでくれば、シャクティチャーラニー・ムドラーはほぼ成功したようなもので、後はエネルギーを頭頂部から抜く作業が残るのみである。

▲サハスラーラ・チャクラに至る（レベル40）

ここで、サハスラーラ・チャクラ（第7輪）について少し説明しておこう。7つの主要なチャクラの1つとして知られているが、このチャクラだけは特別である。

他のチャクラと何が違うかというと、サハスラーラ・チャクラは意識体内に存在し、肉体内には存在しないのだ——というと、他のチャクラも意識体内に存在しているだろうと指摘されるかもしれない。確かに、他のチャクラも意識体内に存在してはいるが、それは肉体とオーバーラップして存在する意識体である。

サハスラーラ・チャクラは、頭頂部の上に描かれることが多いが、それは肉体内ではなく肉体から離れた意識体内に存在しているからである。クンダリニーエネルギーは意識体内を上昇するが、アージュニャー・チャクラまではムーラバンダという肉体の操作によって上昇する。

しかし、最後のアージュニャー・チャクラからサハスラーラ・チャクラへの移行は自然になされる。現象的には移行していくに連れて、顔が上方を向きだす。その間、頭部の間欠的な震えはあるが、移行が完全に終了するとその震えも収まる。

ところで、サハスラーラ・チャクラへの移行が始まると、それまでかけ続けているムーラバンダが大きくゆるみそうになる。ギュッとかけると数秒はもつが、また大きくゆるみそうになる。そして再びムーラバンダをかけるというくり返しが何度かある。

頭部の間欠的な震えとムーラバンダのかけ直しが何回かあり、移行が完全に終了すると震えが収まるので、それと同時にムーラバンダも解くようにする。

▲エネルギーの放出処理（レベル41）

シャクティチャーラニー・ムドラーは、ここではまだ終了していない。最後に、サハスラーラ・チャクラ（第7輪）に到達したエネルギーを、頭頂部から意識体の外へ放出しなければならない。

まず、カパーラ・バーティ・クリヤーの要領で、勢いよく鼻から息を吐く。このひと吐きで、エネルギーが意識体外へ放出する通路が開ける。肉体にも意識体にも、ブラフマランドラ（梵穴）という名の開口部があり、ここから清浄で繊細なエネルギーだけが流通するのだ。粗雑なエネルギーは、アナーハタ・チャクラ（第4輪）の段階までに使われたり漏れ出したりしてしまう。のどのヴィシュッダ・チャクラ（第5輪）から上は、繊細なエネルギーでないと上昇できない。ヴィシュッダ・チャクラが「清浄輪」という名であるのも、その意味合いをもつからである。

最初の一吐きで通路が開けたら、次は思いきり長く強く鼻から息を吐き出す。その後「振り切る」「絞り出す」というイメージで、短めと長めを織り混ぜながら数回吐き出し、サハスラーラ・チャクラ内のエネルギーを放出する。

吐く際には身体の上半身が前傾する。ことさら体を動かす必要はないが、自然にそういう動きが出るだろう。前傾すると同時に左右にひねる動作も加わるが、これもエネルギーをきれいに放出するための大切な動作である。

▲2度目の放出処理（レベル42）

これで、シャクティチャーラニー・ムドラーは無事成功を収めることになるのだが、サハスラーラ・チャクラ（第7輪）からエネルギーを抜いてもエネルギーは多少残る。そのエネルギーをどうするかについて触れておこう。

まず、サハスラーラ・チャクラにある繊細なエネルギーは全部抜けなくても差し支えない。それは、恵みの雨が大地に吸い込まれるように全身に浸透して、意識体の浄化に役立つことになる。

問題は、途中に残ったエネルギーの方だ。とりわけ、アナーハタ・チャクラ（第4輪）にはかなりの量のエネルギーが残ってしまう。これをきれいに処理するには、もう1度シャクティチャーラニー・ムドラーを実践しなければならない。

1度目の実践でエネルギーの通り道はかなり整備されるため、2度目はかなり楽に上昇させられるだろう。技術的には同じでも、サハスラーラ・チャクラに至るまでの時間はだいぶ短縮されるはずだ。

1度目は全身に充実感がみなぎる。そして、2度目が終了すると、全身が洗い流されたような清涼感に満たされる。体内には無駄なエネルギーが残っていないので、肉体的な危険性はまったくない。

◎第7輪

〈奥義の成就〉

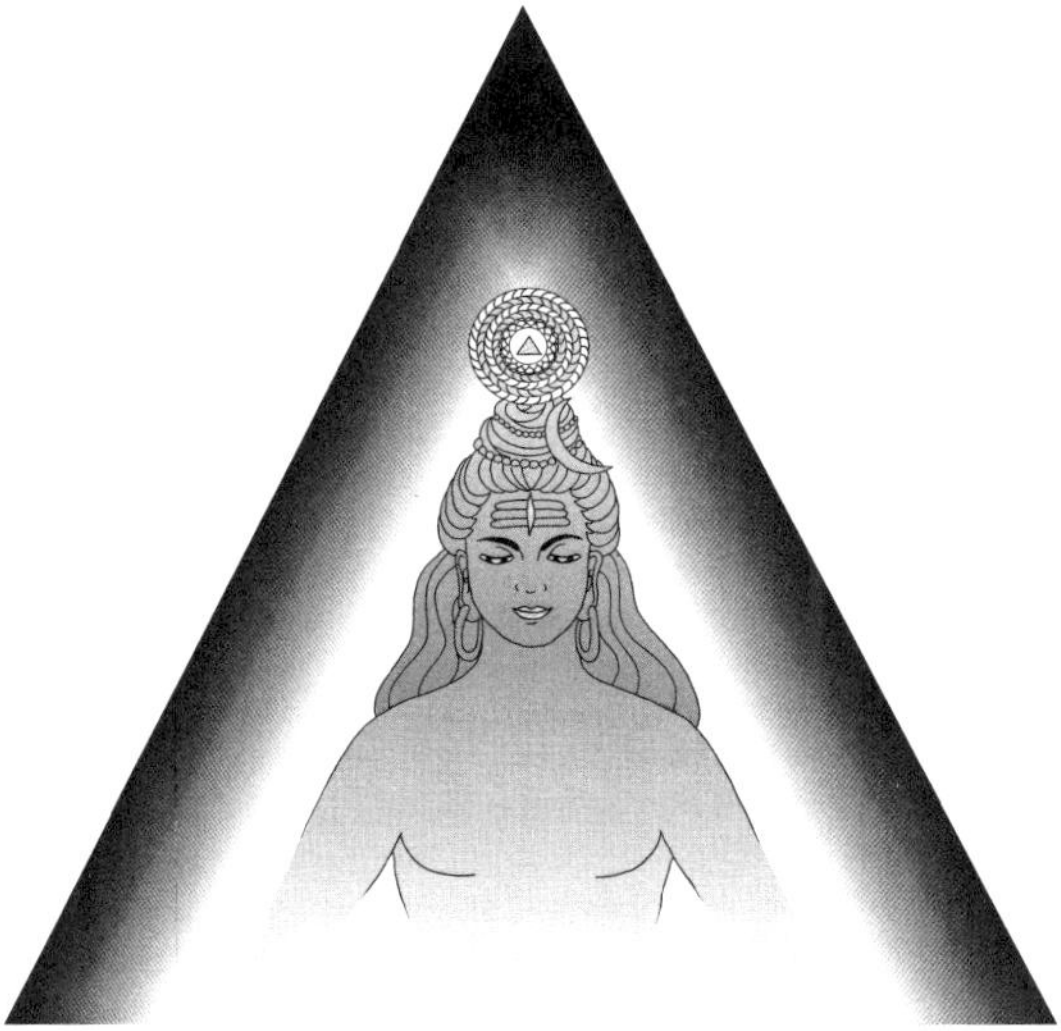

サハスラーラ・チャクラ（頭頂部チャクラ）

サハスラ（1000）の花弁を持つ蓮華のチャクラ（輪）という名の第7のチャクラ（輪）。頭頂部の上に位置し、肉体の束縛から離れた意識体内にある。それぞれの花弁にはサンスクリット語のアルファベット50文字が何度も（50×20）くり返し書かれている。シヴァ神の居所であり、シャクティ女神と究極的結合により、サーダナー（成就法）の最終目的が実現される。クンダリニー・エネルギーがこのサハスラーラ・チャクラに到達すると、ヨーギー（ヨーガ行者）は超意識状態および最高の知識、つまり梵我一如を得て解脱できるとされている。

◎空中浮揚とシャクティチャーラニー・ムドラー

１９８2年、わたしは初めて空中浮揚を写真に収めたが、その2、3年前からヨーガ経典に記述されているクンダリニー上昇の技法を試してきた。わたしは長年ヨーガを実践してきたが、その間、経典に記述されている行法は、先入観なくとりあえず試してみることにしている。そうすると、その記述が合理的なものか、実践しようにもできそうもない現実離れしたものか分かるようになる。

クンダリニーについては、いくつか記述されている行法の中で、シャクティチャーラニー・ムドラーがもっとも現実的なものだった。記述されている通りに実践してみたところ、確かに体内で強力なエネルギーが生じ、蓄積され、そのエネルギーが上昇に向かうという現象が起こった。

そして、実践を積み重ねるにつれ、少しずつクンダリニー上昇の技法が分かるようになり、実際に頭頂部まで上昇させられるまでに至った。その後、空中浮揚を実践したのだが、クンダリニー上昇の技法を体得しないうちに空中浮揚を試みていたら、失敗していたことだろう。

世界中で「空中浮揚」を掲げた団体が実践しているのは、ジャンプの類を出ていないものがほとんどのようである。それらは、クンダリニー上昇の技法を十分に実践していないものと断言できる。シャクティチャーラニー・ムドラーを体得せずして空中浮揚を実践するのは、絵に描いた餅を食べようとするようなものだ。

わたしのクンダリニー上昇の技法は、年を重ねるごとに徐々に完成度を増してきた。初めて空中浮揚を写真に撮ってからの5年間で、肉体的にもかなり変化し、その成果として「地上1メートルを超える空中浮揚」に成功した。

わたしの空中浮揚は、この段階で完成の域に達したと判断した。そして、その成果をまとめ、修行をさらに前進させるためのひとつの区切りとして『空中浮揚』を出版したのだ。

◎クンダリニー覚醒技法の完成

今回、『クンダリニー・ヨーガ』の出版に踏み切ったのも、ある意味では空中浮揚のときと同じように、完成の域に達したと判断できたからである。

それは一体、どういうことなのかということを少し説明したい。

最初は、経典の記述を試すという方法で、シャクティチャーラニー・ムドラーを実践し始めた。その際、体内で強力なエネルギーが生じ、蓄積され、上昇に向かう現象が起きたが、その時点ではまだ、肉体的にも精神的にも納得のできるものではなかった。ただ、それによって確かにエネルギーが生じ、蓄積され、上昇に向かうので、実践を積み重ねる価値があると考えた。

そして、その後も実践を続けた結果、2~3年後には空中浮揚の実践につながった。

初めのころ、自分自身で納得できなかったのは、尾てい骨あたりにエネルギーが生じ、そこに蓄積されるのはつかめても、蓄積される間に腰回り全体にエネルギーが散らばる感じがしたからであった。エネルギーがある程度蓄積されると、それが上昇し始めるのは分かるのだが、その上昇ラインが、今一つはっきりしないのだ。クンダリニーの上昇ならば、スシュムナー・ナーディー（中央意識路）をしっかりと上昇する感覚があるはずなのだが、それがぼやけていた。

それから1年以上経過して、エネルギーの蓄積がようやく尾てい骨の周辺にまとまるようになった。同時に、エネルギーの上昇ラインも背骨の中央にはっきりと認められるようになった。

このころから、自分の実践しているシャクティチャーラニー・ムドラーは、明らかに「クンダリニー覚醒技法である」と確信するようになった。それまでは、上昇したエネルギーが体内のいろいろなところに残っていて、それが消え去るのに数日を要していたが、上昇ラインがはっきりし始めてからはエネルギーを頭頂部からすぐに抜けるようになった。

◎わずか数秒で上昇開始

エネルギーを頭頂部から抜くことができるようになってから半年か1年後、空中浮揚を実践できるようになったと記憶している。その後、空中浮揚が完成度を増すのと並行して、シャクティチャーラニー・ムドラーも見る見る変化していった。

1983年3月、「空中浮揚術」と題して講演をしたが、そのときシャクティチャーラニー・ムドラーを初公開した。それをきっかけに、合宿や研修など機会があるごとにシャクティチャーラニー・ムドラーを公開するようになった。したがって、わたしのシャクティチャーラニー・ムドラーは、かなり多くの人が見ていることになる。

わたしのシャクティチャーラニー・ムドラーを実際に見た人の感想は、あまりよく分からなかったという人から、人生観が一変してしまったという人までさまざまである。おもな現象としては、「室内の温度が急激に上昇する」「閉めきった室内なのにカーテンがゆれた」「こげ臭い匂いがした」「クンダリニー上昇につれて背中が盛り上がった」「背中の色が一瞬で変化した」「背中に光が見えた」「背中に仏像が浮かび上がった」「声質が一変した」などである。

これは、人によって違いはあるが、いずれにしてもシャクティチャーラニー・ムドラーを実践すると、わたしの肉体と周囲の状態に変化が生じるのは確かである。

わたしのシャクティチャーラニー・ムドラーは、年々時間数が短くなってきている。公開当初は、頭頂部までたどり着き、体外に抜くまでに1分30秒ほどかかった。初め、尾てい骨部から腰のあたりまでくるのに20秒程度かかり、そこから背中を上昇して首のところまでくるのにさらに20〜30秒ほどかかる。そこから頭頂部まで至るのにもさらに20〜30秒ほどかかり、その後、頭頂部からエネルギーを抜くまで全部で約1分30秒かかっていたのだ。

それが、実践を続けて7〜8年後には1分弱ぐらいまで短縮された。「地上1メートルを超える空中浮揚」に成功したのは、ちょうどそのころだった。一番変化したのは、尾てい骨から腰のあたりまでの上昇で、20秒が数秒に短くなった。

20秒かかっていたころは、周りの人間にもその様子がはっきりと見えたようだが、数秒で腰のあたりまで上昇するようになると、端からは一瞬で腰のあたりまで来てしまうように感じられるらしい。腰から上の、背中から首、頭頂部からエネルギーを抜くのは見ている人にも分かる。

この段階で、腰のあたりまで一気に上昇するようになったのは、エネルギーの上昇を阻止しているブラフマ結節が、完全に破壊されたためと思われる。

◎極意に達する

シャクティチャーラニー・ムドラーは、エネルギーが通りにくい方が外からは見やすい。逆にエネルギーが引っかかりなく上昇すると、他人には何をやっているのか分からないことになる。

わたしのシャクティチャーラニー・ムドラーも、普通に見ていると気づかないほど表面的な変化のない現象になる。その予感がしたのは、正確に言うと1997年8月17日のことだった。

この日は、クンダリニー研修の最終日で、いつものようにシャクティチャーラニー・ムドラーを参加者の前で実践した。所要時間は30〜40秒ほどだっただろう。胸のあたりまで一気に上昇してしまい、その先も短時間で通過した。最後に頭頂部からエネルギーを抜いたが、まさにこのとき、その「予感」がした。

それまでの十数年間の経験によると、頭頂部からエネルギーを抜いても、完全に抜けることはなく多少は残る。その残ったエネルギーをしっかりと抜くために、もう一度シャクティチャーラニー・ムドラーを実践するのがわたし流の実践方法だ。

ところが、その日はエネルギーが残った感じがしないのである。そして結局、再度の実践を行うことなくそのまま終了できてしまった。わたしの記憶では、この十数年来一度でシャクティチャーラニー・ムドラーを終わらせたことはない。

エネルギーが残らないということは、通り道がきれいに整備されたということだ。つまり、スシュムナー・ナーディー（中央意識路）がきれいに整備されたわけで、それはクンダリニー覚醒技法が「完成の域に達した」ことを意味すると考えてもなんら差し支えないだろう。

この結論に至って初めて、自信を持って世に問える内容の技法が完成したと考えた。

そして、研修終了後数日ののち、突然、研修のちょうど一年前ブータンを旅したことを思い出し、その瞬間、パドマ・サンバヴァとの対話が脳裏をよぎり、大きなショックを受けた。

あの時、パドマ・サンバヴァは、わたしがタクツァン僧院で倍音声明をし、クンダリニー上昇に続き空中浮揚現象が起きたのは、すべて「クンダリニー覚醒技法」成就のためで、その成果は一年後に現れるだろうと予言めいたことをわたしに伝えて、わたしたちの対話は終了したのだった。

それが、まさに予言通りになった。

クンダリニー研修で、わたしが「完成の域に達した」という結論に至ったのは、パドマ・サンバヴァの予言の実証そのものだったのだ。

◎レベル1000を目指す

レベル42から先のことを少し説明したい。

着実に、「基礎行法」「本格行法」「神話の実践」と実践を積み重ねていくと、最終的にシャクティチャーラニー・ムドラーに挑戦することになる。

レベル30から42までが、究極の行法、つまりクンダリニー覚醒技法である。本書通りに実践し、レベル42の2度目の実践までを確実に体得したら、その先はどうすればいいか。

結論から言うと、わたしが実践し続けてきた道を追いかけてきてもらいたい。わたし自身は、おそらく1980年ごろレベル42に達し、その後シャクティチャーラニー・ムドラーの実践を積み重ねてきたので、回数的には1000回を超えているはずだ。

レベル42から先は、シャクティチャーラニー・ムドラー1回ごとに、1つずつレベルを重ねると考えてよい。つまり、レベル42に達した次のシャクティチャーラニー・ムドラー実践で、2回行えばレベル44、次の2回でレベル46となる。

わたしの実績と同じ道を歩むつもりならば、レベル1000を超えるあたりで「2度目の実践」をする必要がなくなる。クンダリニーエネルギーを蓄積し、飽和状態になって上昇し始めるあたりまでは、外見的にはほとんど分からなくなる。

少なくとも、アナーハタ・チャクラ（第4輪）ぐらいまでのスシュムナー・ナーディー（中央意識路）は、結節も完全に取り除かれ、ナーディー（意識路）はきれいに整備されているので、いくら多くのエネルギーが流れても心配無用である。

その先も、当然、ナーディーの整備は進み、最終的にはサハスラーラ・チャクラまで引っかかりが一切なくなるだろう。そのレベルに至れば、マハー・サマーディ（大いなる悟り）を獲得できる。ヨーガ行者にとっての理想状態は、マハー・サマーディであり、ムクティ（解脱）である。ムクティとは、人間としてあらゆる経験を経て、最終的に2度と人間として生まれてくる必要のない状態を言い、そのレベルに至ると、自殺ではなく自分の意志で人生を終える（死ぬ）ことがマハー・サマーディである。

どんなに遠い道程でも、確実に近づけることはすばらしい。

シャクティチャーラニー・ムドラーという技法が、もっとも理想的な人間を作り上げ、もっとも理想的な人生の終幕を約束してくれる以上、ぜひともレベル1から実践を開始されたい。

◎付・レベルチャート

最後に、クンダリニー覚醒技法を確実に体得してもらうためのレベルチャートを付記する。各自のレベルアップに役立ててもらいたい。

レベル	行法内容	ムーラバンダ回数
	〈基礎行法〉	
□1	腰の回転　第1段階	10万回
□2	腰の回転　第2段階	20万回
□3	腰の回転　第3段階	30万回
□4	横メビウス行法　第1段階	40万回
	縦メビウス行法　第1段階	
□5	横メビウス行法　第2段階	50万回
	縦メビウス行法　第2段階	

□6	横メビウス行法　第3段階	60万回
	縦メビウス行法　第3段階	
□7	横縦メビウス行法Ⅰ　第1段階	70万回
	横縦メビウス行法Ⅱ　第1段階	
□8	横縦メビウス行法Ⅰ　第2段階	80万回
	横縦メビウス行法Ⅱ　第2段階	
□9	横縦メビウス行法Ⅰ　第3段階	90万回
	横縦メビウス行法Ⅱ　第3段階	
	〈本格行法〉〈神話の実践〉	
□10	止息行法	100万回
□11	マントラ呼吸行法　第1段階	110万回
□12	マントラ呼吸行法　第2段階	120万回
□13	マントラ呼吸行法　第3段階	130万回
□14	体内呼吸法	140万回
□15	意識波上昇	150万回

	意識波下降	
□16	呼吸を伴うムーラバンダ行法　第1段階	160万回
□17	呼吸を伴うムーラバンダ行法　第2段階	170万回
□18	呼吸を伴うムーラバンダ行法　第3段階	180万回
□19	呼吸を伴わない行法	190万回
□20	ムーラバンダの能力を高める	200万回
□21	超人的技法	210万回
□22	ムーラバンダ行法　第1段階	220万回
□23	ムーラバンダ行法　第2段階	230万回
□24	ムーラバンダ行法　第3段階	240万回
	高度な体内呼吸法	240万回
□25	ブラフマ結節の破壊	250万回
□26	ヴィシュヌ結節の破壊	260万回
□27	ルドラ結節の破壊　第1段階	270万回
□28	ルドラ結節の破壊　第2段階	280万回
□29	ルドラ結節の破壊　第3段階	290万回

	〈究極の行法〉	
□30	技法の予備動作	300万回
□31	技法に入る前の呼吸法	310万回
□32	入る瞬間	320万回
□33	最初の3秒	330万回
□34	10秒経過までのムーラバンダ	340万回
□35	10秒を超える	350万回
□36	20秒を超える	360万回
□37	30秒を超える	370万回
□38	成功に向かう	380万回
□39	頭部の震え	390万回
□40	サハスラーラ・チャクラに至る	400万回
□41	エネルギーの放出処理	410万回
□42	2度目の放出処理	420万回

◎あとがき

クンダリニー研修は、1994年から始めて現在に至っている。1996年からシャクティチャーラニー・ムードラーに挑戦する参加者が登場しだした。現在まで成功者はでていないのだが、驚くほどレベルは上がっている。8〜9年クンダリニー研修に参加し続けている人たちは、大体レベル12〜16までクリアしている。ムーラバンダは100万回どころか300万回を超えている人がたくさんいる。

レベルを一つクリアするというのはどういうことかというと、まず修行者同士でレベルチェックをして合格という評価を3人からもらうと、次にレベルテスト有資格者のテストを受け、さらに成瀬ヨーガグループの指導者桜井ひさみのテストを受けて、最後にわたしのテストを受ける。そのすべてに合格して初めて一つのレベルをクリアしたことになる。そうして一つずつレベルを上げていくと、クンダリニー覚醒が確実に身近に迫ってくるのだ。このクンダリニー研修の中から、わたしの指導のもとで、安全確実に真の「クンダリニー覚醒」を果たす人が生まれることは確実だろう。

人類が2001年から3000年までの新たな1000年を生き抜けられるとすれば、深い洞察力を備えた覚者の誕生が必要不可欠だろう。覚者とは、古来「クンダリニー覚醒を果たした人」とされている。

そのクンダリニー覚醒の確かな技法を伝えるのが、本書のねらいであり、中心的な内容である。クンダリニー覚醒を果たし、「覚者」となることが、人類にとっては、大宗教の教祖になるよりはるかに価値のある宝になるのだ。

今こそ、清らかな肉体と精神と魂を併せもつ人が必要である。

そういう人が1人でも2人でも現れることこそ、人類にもっとも望まれることなのである。


今回も、ヨーガ経典の和訳は、わたしのサンスクリット語の師である宮本久義氏の尽力によるものである。宮本氏により、理想的なヨーガ経典の和訳が出版されれば、日本でのヨーガレベルが飛躍的に向上することだろう。

最後に、タクツァン僧院の僧侶方を始め、各寺院の僧侶方の温かい配慮に感謝したい。

そして、意識体レベルでの対話を交わしていただいたパドマ・サンバヴァ導師には、限りない感謝の気持ちを捧げたい。

2003年初秋

著者記す

◎基礎用語集

【ア行】

アーサナ	坐法。ヨーガのポーズ
アージュニャー・チャクラ	眉間部チャクラ。アージュニャー（命令、号令）チャクラ（輪）という名の第6のチャクラ。眉間に位置し、第3の目、シヴァの眼、知慧の眼などとも呼ばれる。支配神はパラマ・シヴァ神で、ハーキニー女神を従える
アーダーラ	支える
アートマン	真我、霊魂、自我
アグニ・マンダラ	火の領域
アジャパジャパ	声を出さずにマントラを唱えること
アシュヴィニー・ムドラー	馬のムドラーという名の肛門を締めつける技法
アストラル体	肉体より精妙な体。意識体
アナーハタ・チャクラ	心臓部チャクラ。アナーハタ（触れずに出される音）チャクラ（輪）とい

	う名の第4のチャクラ。心臓の領域に位置し、肉体上の心臓の神経叢に対応する。シヴァ神、イーシュヴァラ神、カーキニー・シャクティ女神が関係している
アパーナ気	臍から足先の領域で機能するエネルギー。身体の汚れを取り、排泄作用や下肢の動きをつかさどる
アプネア	閉息潜水
アムリタ	不死の霊薬
イーシュヴァラ神	自在神、主宰神、絶対神
イダーナーディー	月意識路
インドラ神	英雄神。仏教では帝釈天
ヴァーマデーヴァ・アーサナ	ヴァーマデーヴァ聖仙のポーズ
ヴァジュラ・アーサナ	金剛坐。ヴァジュラは金剛杵の意味
ヴァルナ神	司法神。仏教では水天
ヴィヴェーカーナンダ	（1863〜1902）パラマハンサ・ラーマクリシュナの弟子で後継者
ヴィシュッダ・チャクラ	咽頭部チャクラ。ヴィシュッダ（清浄）チャクラ（輪）という名の第5のチャクラ。支配神はサダーシヴァ神（男性原理と女性原理を併せもつ）で、シャーキニー神を従える
ヴィシュヌ結節	ヴィシュヌ神の結節

ヴィシュヌ神	シヴァ神と並ぶヒンドゥー教の2大神の1人。シヴァ派とヴィシュヌ派というヒンドゥー教の2大派閥を成していた
ヴィパリータカラナ・アーサナ	逆転のポーズ
ヴィパリータカラニー・ムドラー	ヴィパリータカラナ・アーサナにバンダが加わったもの
ヴェーダ	最古のヒンドゥー聖典
ウゲン・リンポチェ	パドマ・サンバヴァの別名。グル・リンポチェとも呼ばれる。ウゲンはサンスクリット語のウッディヤナにあたり、パドマ・サンバヴァの故郷とされる理想の仏教国
ウッジャーイー・プラーナーヤーマ	征服呼吸法。拙書『呼吸法の極意』を参照
ウッディーヤナバンダ	内臓引き上げのバンダ
ウッディヤナ	上昇
オームナマシヴァーヤ	「シヴァ神に恭礼あれ」という意味のマントラ（真言）

【カ行】

カーガ・アーサナ	カラスのポーズ
カーヤ・シッディ	他人の身体に入る能力

カパーラバーティ・クリヤー　腹筋をキュッと締めてパッとゆるめる浄化法

グランティ　結節。クンダリニーエネルギーを上昇させるには、ブラフマ結節、ヴィシュヌ結節、ルドラ結節という3つの結節を破壊する必要がある

グル　導師

グル・リンポチェ　パドマ・サンバヴァの別名。チベット仏教ニンマ派の開祖

クンダリニー　蛇神。「コイル、螺旋、輪、巻き毛」などを意味するサンスクリット語クンダラの名詞から派生した、クンダリヌ＝螺旋を有するものの女性形主格。クンダリニーとクンダリーは同じ意味。日本に入ってきて「軍荼利明王《ぐんだりみょうおう》」となった。クンダリニーは「螺旋を有する」という意味から、プラーナが人体内に「根源的生命エネルギー」として、3回半とぐろを巻いた蛇の姿をとって眠っている状態がクンダリニーということになる。プラーナ、クンダリニー、シャクティは時に同じ意味合いで使われることがある

クンダリニーエネルギー　サンスクリット語＋英語

クンダリニーシャクティ　サンスクリット語。シャクティは、動詞語根シャクの「～する力をもつ」「～することができる」という言葉から派生している。英語訳は「サーペントパワー」（蛇の力）

クンダリニーパワー　サンスクリット語＋英語

クンバカ　止息法

ケーヴァラ・クンバカ	単独の保息。ヨーガの究極の状態で、息を吸っているのでも、吐いているのでもなく、自然に訪れる止息状態のこと
ケーチャリー・シッディ	空中飛行の能力
ゲーランダ・サンヒター	ゲーランダ聖者の説いたヨーガ経典

【サ行】

サーダナー	成就法
サダーシヴァ神	男性原理と女性原理を併せ持つ神。シャーキニー女神を従える
サティー	ブラフマー神の孫娘。シヴァ神と結婚するが、シヴァ神と何かにつけていがみ合う父ダクシャに抗議し、聖火に身を投げて死んでしまう。それを知ったシヴァ神は激怒し、ダクシャの家を破壊してしまう
サハスラ	１０００という意味
サハスラーラ	１０００枚の花弁を有する蓮華
サハスラーラ・チャクラ	頭頂部チャクラ。サハスラ（１０００）の花弁を持つ蓮華のチャクラ（輪）という名の第７のチャクラ。７つのチャクラのうちのひとつだが、他のチャクラと違い、肉体の束縛から離れた意識体内に存在する。他のチャクラ

については、肉体とオーバーラップしている意識体に存在していると言える。図では頭頂部に描かれることが多いが、実際は肉体から離れた意識体内に存在している。シヴァ神の居所で、シャクティ女神と究極的結合により、サーダナー（成就法）の最終目的が実現される。クンダリニー・エネルギーがこのチャクラに到達すると、解脱できるとされる

サマーディ　三昧

サマーナ・ヴァーユ　心臓から臍までの領域で機能するエネルギー。消化機能をおもにつかさどり、身体から火炎を発することができる

シールシャ・アーサナ　頭立ち。ヨーガの王様とも言われる

シヴァ・サンヒター　重要なハタ・ヨーガ経典

シヴァ神　創造と破壊をつかさどる最高神。ヨーガの開祖とされている

ジェイ・ケンポ　国王と同格の大僧正

シャーキニー女神　サダーシヴァ神に従う女神

ジャーランダラバンダ　喉《のど》のバンダ

シャクティ　上昇する力。蛇の中に潜んでいる「宇宙根源力」のことを指す。その宇宙根源力を象徴した神様が、シヴァ神のお妃「シャクティ女神」

シャクティチャーラニー・ムドラー　クンダリニー覚醒技法。シャクティ（＝クンダリニー）、チャーラニー（＝動かすこと）、ムドラー（印契）の意味

シャクティパット・ディークシャー	一時的にクンダリニー覚醒状態にしてサマーディ体験をさせる技法
シャクティ女神	シヴァ神の妻
スィッダ・アーサナ	達人坐
スィンハ・アーサナ	バンダ・トラヤ（3つの技法）を含む行法のひとつ。眼を大きく見開き、口を大きく開けて舌を出す
スヴァディシュターナ・チャクラ	仙骨叢チャクラ。スヴァディシュターナ（自分の状態、本質）チャクラ（輪）という名の第2のチャクラ。女性なら子宮、男性なら精嚢にあたる。ヴァルナ神と神秘的に関係している。水の要素、白色、吐気、味覚、手などに関係している
スカ・アーサナ	安楽坐
スシュムナー・ナーディー	中央意識路

【タ行】

ターラカ	魔族の名前。ターラカの3人の息子は、それぞれ金、銀、鉄の堅牢な城に住んでいて、歯が立たなかったので、ブラフマー神は自ら戦車の御者になり、シヴァ神の助けのもとに戦い、魔族を退治した

ダクシャ	サティーの父親
タクツァン僧院	ブータンの象徴的僧院
ダルドゥリ・シッディ	地上から上に上がる力
チャクラ	輪。人体内に存在していると考えられるエネルギーセンター。その数は諸説あるが、主要なチャクラは、ムーラーダーラ・チャクラ（脊椎最下部）、スヴァディシュターナ・チャクラ（仙骨叢）、マニプーラ・チャクラ（臍部）、アナーハタ・チャクラ（心臓部）、ヴィシュッダ・チャクラ（咽頭部）、アージュニャー・チャクラ（眉間）、サハスラーラ・チャクラ（頭頂部）の7つとされる
ティンプー	ブータンの首都。龍王の都と呼ばれる。ブータンは龍の国と呼ばれる
ドゥルック・ユル	雷龍の国。ブータン人は自国をこう呼ぶ
トリプラーンタカ	三城征服者

【ナ行】

ナーダ	音、神秘的な音
ナーディー	意識路

【ハ行】

ハーキニー女神	アージュニャー・チャクラ（第6輪）の支配神パラマ・シヴァ神に従う女神
倍音声明《ばいおんしょうみょう》	チベット仏教ニンマ派に伝わる修行法
パヴァナムクタ・アーサナ	赤ちゃん坐
パシャンティ音	アナーハタ・チャクラ（第4輪）で聞こえる神秘音
バストリカー・プラーナーヤーマ	ふいご呼吸法。拙書『呼吸法の極意』を参照
ハタ・ヨーガ	肉体の操作を通してムクティ（解脱）に至るヨーガの流派
ハタ・ヨーガ・プラディーピカー	代表的なハタ・ヨーガ経典の名前
バッダコーナ・アーサナ	合蹠《がっせき》。両足の裏を合わせ、かかとをなるべく体の方に寄せてから、両手でひざを押さえ、吐く息に合わせて床の方へ近づける行法
バッダパドマ・アーサナ	締めつけた蓮華坐
パドマ・アーサナ	蓮華坐
パドマ・サンババァ	蓮華生。チベット仏教ニンマ派の開祖。別名グル・リンポチェ
パドマハンサ・アーサナ	蓮華のハンサ鳥のポーズ
ハラ	破壊者、シヴァ神の別名
パラー音	マニプーラ・チャクラ（第3輪）で聞こえる神秘音

パラマ・シヴァ神	アージュニャー・チャクラ（第6輪）の支配神。ハーキニー女神を従える
パラマハンサ・ラーマクリシュナ	（1836〜1886）ブッダ、シャンカラとともにインドが生んだ3大聖者のひとりとされている
ハリハラ神	ヴィシュヌ神がモーヒニーという美しい女神に変身してシヴァ神との間に生まれた、右半分がシヴァ神で左半分がヴィシュヌ神の姿をした神のこと
パロ・ゾン	ブータン国の象徴である寺
バンダ・トラヤ	3つのバンダ。ムーラバンダと同時に、ウッディーヤナバンダ（内臓引き上げのバンダ）とジャーランダラバンダ（喉《のど》のバンダ）をかける難易度の高い技法
ビージャ	種子
秘所	本書では肛門のこと
ピンガラーナーディー	太陽意識路
ビンドゥ	滴、空点
ビンドゥ・チャクラ	後頭部に位置するエネルギーセンター
ヒンドゥー神話	神々がアムリタ（不死の霊薬）を奪い合ったり、戦争したりという物語が多い
ブーチャリー・シッディ	世界中どこへでも思いのままに飛び歩ける能力
ブジャンガ・アーサナ	蛇のポーズ

プナカ・ゾン
ブータンにある寺

プラーナ
複数形は「生命」の意味。ヨーガでは「宇宙に満ちている根源的エネルギー」とされている。この宇宙に存在するものすべて、また人間の存在もプラーナで成り立っている

プラーナ気
のどから心臓までの領域で機能するエネルギー。呼吸で体内に取り入れられ、肉体に活動エネルギーを与える

プラーニン
プラーナを有するもの。生きもののことを指す

ブラフマー
神の名前、梵天

ブラフマ結節
ブラフマー神の結節

ブラフマランドラ
梵穴

ブラフマン
梵。インドのバラモン教における宇宙の最高原理。ブラフマンが神々と人間界にその存在を示すときはブラフマー神（梵天）となって顕現《けんげん》する。人格神であるシヴァ神などほかの神と違い、唯一、個性も弱点も欠陥もない完全無欠の存在

梵我一如《ぼんがいちにょ》
インドのウパニシャッド哲学の根本思想で、宇宙の根本原理である梵（ブラフマン）と我（アートマン）とが同一であるというもの。このことを直観すると、輪廻を超越できるとされている

【マ行】

マーラー	ヒンドゥー教徒が使用している数珠。1周108個の数珠と、房《ふさ》がついている別の数珠1個でできている。房がついている数珠がスタートと終了の目安になる
マニプーラ・チャクラ	臍部チャクラ。マニプーラ（宝石の町）チャクラ（輪）という名の第3のチャクラ。臍の領域に位置し、肉体上の太陽神経叢に対応している。このチャクラの支配神はマハールドラ神とラーキニー・シャクティ女神という説と、ヴィシュヌ神とラクシュミー女神という説がある。火の要素、太陽、月経（ラジャス）、消化をつかさどるサマーナ・ヴァーユや視覚などに関係している
マハー・サマーディ	大いなる悟り。聖者が迎える理想的な死
マハーヴェーダ・ムドラー	大聖典ムドラー
マハーヨーギン	大修行者。シヴァ神の別名
マユーラ・アーサナ	孔雀のポーズ
マンダラ	曼陀羅。宇宙図
マントラ	真言
ムーラ	根

ムーラーダーラ・チャクラ	脊椎最下部チャクラ。ムーラ（根）アーダーラ（支える）チャクラ（輪）という第1のチャクラ。物質の粘着力、慣性、音が生じること、嗅覚、吸気、およびインドラ、ブラフマー、ダーキニー、シャクティなどの神々に関係している
ムーラバンダ	肛門を引き締める技法
ムーラバンダ・アーサナ	ムーラバンダのポーズ
ムクティ	解脱《げだつ》。ヨーガ行者にとっての理想の状態。結節を破壊して、シャクティを頭頂部まで上昇させると解脱に至ることができる
ムドラー	印契、印相
ムフールタ	時間の単位
ムリタ・アーサナ	死者坐。仰向けに寝て、死んだ人と同じように力が抜けて、あらゆる執着から解放された状態になるポーズ
ムリテンジャヤ	死を征服した者
メビウス行法	健康法としての効果が期待できる。血の滞《とどこお》りやすい腰の血液循環がよくなるため、様々な病気の根本原因が解消される。横、縦メビウス行法がある
モーヒニー	ヴィシュヌ神が変身した、美しい女神のこと。シヴァ神と恋に落ち、その結果、右半分がシヴァ神で左半分がヴィシュヌ神の姿をしたハリハラ神が生まれたという神話がある

【ヤ行】

ヨーガ行者	数多いヨーガのうち、どれかの修行をしている人
ヨーガ成就	解脱に至ること
ヨーギー	ヨーガ行者
ヨーニ	女陰。カーマと呼ばれる。ヨーニのシンボルは逆三角形。ヨーニは、達人《スィッダ》によって崇拝されている

【ラ行】

ラクシュミー女神	ヴィシュヌ神の妃。幸運と美をつかさどる女神。仏教では吉祥天女
ラジャス	激質。月経
リグ・ヴェーダ時代	もっとも古い時代に成立した聖典（リグ・ヴェーダ）の時代。紀元前1200～1000年頃とされている
ルドラ神	リグ・ヴェーダ時代の暴風雨神群の父の名。シヴァ神の原型と言われる

成瀬雅春（なるせ　まさはる）
ヨーガ行者、ヨーガ指導者。1976年 からヨーガ指導を始め、1977年2月の初渡印以来、インド、チベットなどを数10回訪れている。地上1メートルを超える空中浮揚やシャクティチャーラニー・ムドラー（クンダリニー覚醒技法）、心臓の鼓動を止める呼吸法、ルンゴム（空中歩行）、系観瞑想法などを独学で体得。2001年、全インド密教協会からヨーギーラージ（ヨーガ行者の王）の称号を授与される 2011年6月、ゴームク（標高4000メートル）での12年のヒマラヤ修行を終える。成瀬ヨーガグループ主宰。倍音声明協会会長。朝日カルチャーセンター講師。主な著書に、『ヒマラヤ聖者が伝授する《最高の死に方＆ヨーガ秘法》』（ヒカルランド）、『心身を浄化する瞑想「倍音声明」ＣＤブック』（マキノ出版）、『死なないカラダ、死なない心』（講談社）、『インド瞑想の旅』（中央アート出版社）、『呼吸法の極意　ゆっくり吐くこと』(小社刊)など。

●連絡先：成瀬ヨーガグループ
〒141-0022　東京都品川区東五反田2-4-5 藤ビル5階
TEL　03-5789-4184　HP　http://www.naruse-yoga.com/

クンダリニー・ヨーガ

2003年10月10日　初版第 1 刷発行
2023年 4 月20日　初版第12刷発行

著　書　成瀬雅春
発行者　東口敏郎
発行所　株式会社BABジャパン
〒151-0073　東京都渋谷区笹塚1-30-11
TEL 03-3469-0135　FAX 03-3469-0162
郵便振替 00140-7-116767
印刷・製本　株式会社シナノ

ISBN4-89422-605-7　C0075
＊乱丁・落丁はお取り替えします。
